自分で動ける喜び！

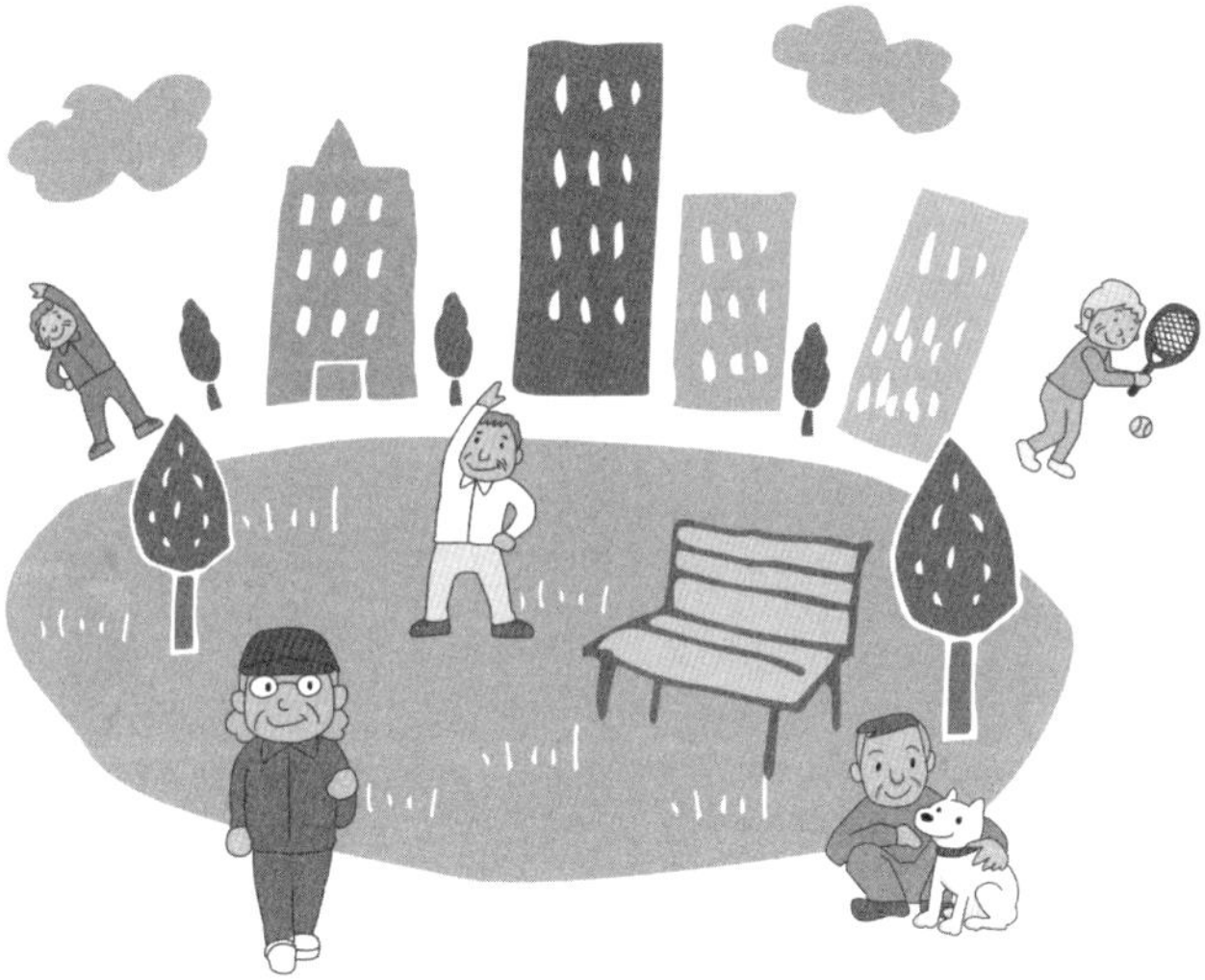

はじめに

～1人でも多くの人に「自分で動ける喜び」を!～

いくつになっても、自分の体は自分で動かしたいものです。自分の足で買い物に行けること、自分の手で料理や縫い物ができること、自分の歯で食事ができること、そんな何気ない日常が、実はかけがいのない幸福な日々だということを、多くのシニアたちが語っています。

六〇歳以上のシニア約一〇〇〇人に「望むこと」「悩みごと」を聞いたデータがあります(日本経済新聞調べ)。その調査によると、トップは「たまには旅行にいきたい」というものでした。コメントとしては「足腰が弱くなってきたので、迷惑のかからないうちに旅行したい(七四歳、女)」というものです。

二位が「健康や病気への不安がある」です。「犬の散歩中、ひきずられて転倒。老化を実感(七〇歳、男)」

三位が「老化で判断力が低下したときの対応をどうするか不安」。「親の介護中に意思疎通ができにくくなった。もし、自分がなったら・・・(七〇歳、男)」

認知症にでもなってしまうと大変です。一番大事な家族に暴言を吐いてしまったり、玄関に糞尿したり、徘徊して警察のやっかいになったり、家族に大きな迷惑をかけてしまいます。

介護する家族は大変です。介護をする家族からのこんな声がありました。

「介護疲れで半月ほど入院した」という人もいます。

「介護に時間をとられてしまい、自分の自由時間は寝ているときだけでした」

「とにかく休みが取れない」

「ずっと面倒をみなくてはいけないので、自分のことは後回しになり、何もできなくなって気が滅入る」

「何かあると呼び出されて、仕事が思うようにできない」など、家族の精神的肉体的な負担ははかりしれないものがあります。

いくら年をとっても、家族に迷惑だけはかけたくないものです。

では、家族に迷惑をかけない生き方をするにはどうすればいいのでしょうか？　いつまでも、自分の体を自分で動かせるようになるには、どうすればいいのでしょうか？

もちろん、そのためには、心も体も健康でなければいけません。健康を維持することが、もっとも重要なことです。

本書は、いつまでも自分の体で動ける喜びを得るための、いくつかの健康法をわかりやすく紹介しています。

その健康法のなかから、自分に合った方法を見つけていただければ幸いです。

なかでも、私たちがおススメする健康法は電位治療器を使った「電位治療法」です。

この健康法をなぜ私たちがおススメするのか、その理由はいくつかあります。

(1) 無理なく続けられるから。

いろんな健康法がありますが、継続しなければ意味がありません。食事療法にしても、三日坊主で終わってしまったら、何の意味もありませんから、無理なく続けられる「電位治療法」が一番おススメできると考えました。

(2) 科学的に証明されているから。

民間療法のなかには、科学的に証明されていないものが少なくありません。科学的なデータや研究成果などが出そろっている健康法でなければ、私たちはみなさまにおススメしたいとは思いません。詳しくは本書でご紹介しますが、「電位治療法」には、多くの学者や医師らが研究を重ねてきた歴史があります。

(3) 実際にびっくりするほどの効果を見てきたから。

私たちは、数多くの実例を目撃してきました。それは奇蹟と言ってもいいくらいの驚きです。その実例をいくつか本書でご紹介していますので、ぜひお読みください。

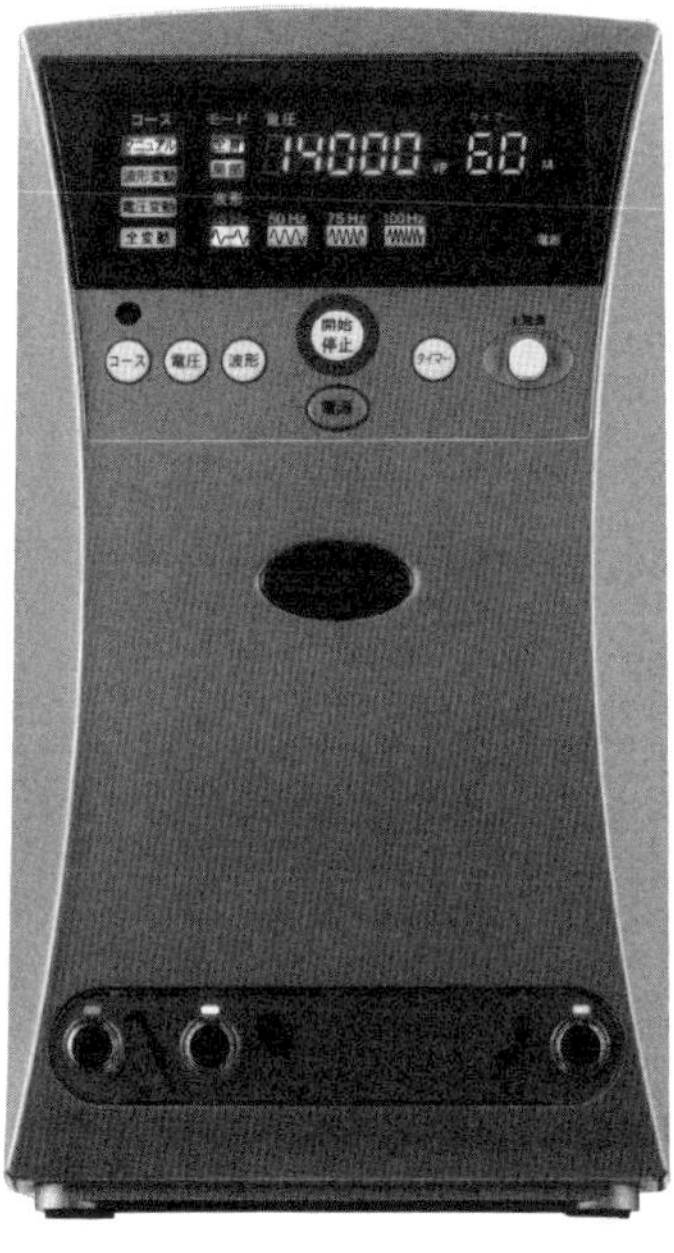

IMPREX・IAS30000

◆もくじ◆

第3章 なぜ電位治療で健康になるのか？

第4章　電位治療器の選び方

第5章　元気で長生きするために必要なこととは？

第6章 自然治癒力を高める方法

第7章 病気と体の基礎知識

第1章

病気の前ぶれを知ろう

■病気を早期発見し早期対処しましょう!

多くの人は、病気になってはじめて病院へ行き対処します。体が動かなくなったり、痛みを感じたり、体調不良になったりして、はじめて病気に気づくのです。

もしも、気づくのが遅れると、大きな代償を支払わなければいけなくなります。手術が必要になるかもしれませんし、入院しなければいけなくなるかもしれません。そのぶん、費用もかさみます。

高齢になると、取り返しのつかない状況に陥る可能性もあるのです。

ですから、病気は早期に発見し、早期に対処することが何よりです。

病気には、必ず前兆があります。その前兆を早期に発見すればいいのです。早期発見するために役立つリスト表を作っておきましたので、まずは、あなたの体がどうなっているのか、チェックしてみてください。あなた自身はもちろんのこと、家族や友人の健康にも気を配りたいものです。このチェック表を使って周囲の人々の健康に役立ててください。

※3つ以上のチェックがある場合は要注意です。

■病気の前ぶれ

「糖尿病」

□急に太りだした。
□だるい。階段を昇るときに足がだるい。
□疲れやすい。
□四キロ以上の巨大児を産んだことがある。
□手足がしびれる。
□足の裏に違和感がある。
□喉が異常に乾く、水・お茶・ジュースなどをがぶ飲みする。
□尿の量が多い、夜間頻尿、尿が泡立つ、排尿しにくく残尿感がある。尿の色が濃くなる。
□女性は尿路感染を繰り返す。
□目がかすむ、物が二重に見える。
□食後三時間前後になると不快な空腹感やいらだちや発汗を感じる。
□いくら食べても満腹感がない。

□食欲があるのに痩せてきた。
□手の指が伸ばしにくい。
□立ちくらみがひどい。
□食後の胃もたれ、下痢や便秘などの胃腸症が多い。
□男性は性欲が落ちた、女性は生理不順になった。
□休み休みでないと歩けない。
□皮膚がかゆい（とくに老人は全身・女性は陰部）。
□できものができやすく治りにくい。
□化膿しやすい。
□知らない間に火傷する。
□歯茎の炎症を繰り返す。
□親兄弟が糖尿病。
□四〇歳以上、運動不足、砂糖や脂肪をとりすぎ。
□食事が不規則で外食が多い、習慣的にお酒を飲む。
□習慣的にタバコを吸う。
□甘酸っぱいような口臭、体臭、尿や便の匂い、ストレスが多い。

□以前より汗臭くなった、汗の量が増えた、寝汗をかくなど。
□足の乾燥、タコ、ひび割れ。腰痛、巻き爪、足のほてり。
□手足の冷え。
□高血圧。
□過去、もしくは現在、利尿剤やステロイド等の強めの薬を飲んでいた。
□唇がガサガサ。
□無意識のうちに体がふるえる。
□尿のにおいに甘さを感じる。

「脳卒中」
□肩がこる。
□頭痛、頭重。
□吐き気、めまい、耳鳴り。
□呂律が回らない。
□物が二重に見える、目がかすむ。
□物忘れがひどい。

□手のしびれ、足のしびれ。
□あくびが多い。
□段差がないのに転ぶ、足を引きずっているように歩く。
□お箸や茶碗を落とす。物を手から落とす。
□ボタンがはめにくい。
□食べ物をこぼす。食べ物や飲み物でむせる。
□首筋のはり。
□まぶたが下がる。
□高脂血症、血圧の薬を飲んでいる。
□しょっぱい食べ物が好き、味付けが変わってきた、塩分のとりすぎ。
□視界が狭くなる。
□親兄弟が脳卒中。
□肥満。
□習慣的にお酒を飲む。
□習慣的にタバコを吸う
□イライラしやすい、怒りっぽい、ストレス。

□運動不足。
□理屈っぽくなる。
□怒りっぽくなった。
□ぼぉっとする。
□糖尿病。
□低血圧。
□痛風。
□不眠。
□一瞬、記憶がなくなる。
□瞬間的に目が見えなくなる。
□風呂あがりに耳が「キーン」となる。
□味がわからない。
□温度がわからない。
□左右の間隔が違う。
□いびきをかく。
□目の奥が痛い。

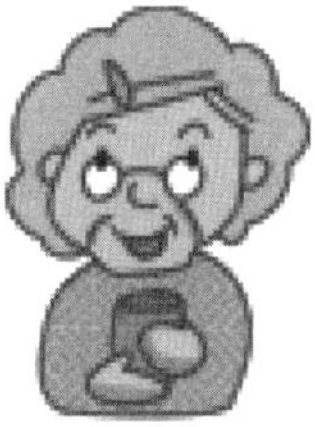

□つまずく。

「心臓病」

□肩がこる、左肩がこる。
□肩甲骨が痛い。
□背中が痛い。
□胸が痛い。
□みぞおちが痛い。
□ふくらはぎが痛い。
□息切れ。
□足首が腫れる。
□めまい、動悸、脈がとぶ（不整脈）、頻脈。
□夜に咳が出る。
□こむら返り。
□冷え症。

□高血圧。
□低血圧。
□高脂血症。
□糖尿病。
□痛風。
□親兄弟が心臓病。
□肥満。
□習慣的にお酒を飲む。
□習慣的にタバコを吸う。
□塩分のとりすぎ。
□運動不足。
□ストレス。
□怒りっぽい。
□不眠症。
□枕が高くないと眠れない。
□耳たぶに深いシワ。

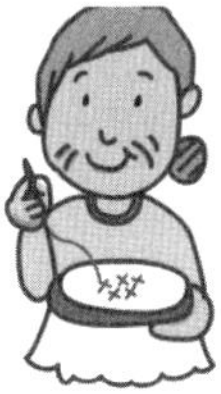

□手足がむくむ。
□小鼻が小刻みに動く。
□虫歯じゃないのに奥歯が痛い。
□声がかすれる。
□悪夢を見る。
□胸やけがする。
□お腹がはる。
□いびきをかく。
□胃が痛む。
□高い所から落ちる夢を見る。
□夕方になると靴がきつい。
□靴下のゴムの跡が残る。
□寝汗をかく。
□夜中に何度もトイレに行く。
□かかとがカサカサ。
□左ひじの痛み。

□左ひざの痛み。
□夜間頻尿。
□夜中に何ども目が覚める。
□足の裏やかかとが痛い。
□指先の赤み。

「ボケ・認知症・アルツハイマー」
□これ・あれ・どれ・それが多く使われる。
□高血圧の薬を飲んでいる。
□低血圧。
□少し前のことを忘れる。
□仕事や家事の段取りがうまくできなくなる。
□探し物が多くなる。
□身だしなみにかまわなくなる。
□同じことを何度も言ったり聞いたりする。
□元気がなく憂鬱な表情になる。

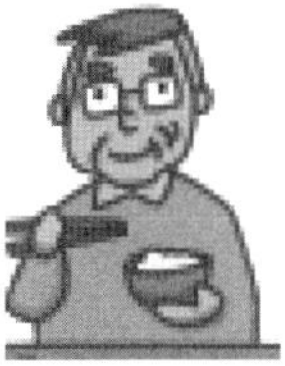

□怒りっぽくなる。
□睡眠障害。
□幻視が現れる。
□ご飯を食べたかトイレに行ったか思い出せなくなる。
□外出して迷子になる。
□家に帰れなくなる。
□家族や周りの人の名前がわからなくなる。
□拒食や過食。
□失禁や痙攣。
□徘徊する。
□六〇歳以上の人。
□糖尿病。
□高脂血症。
□脳血管障害を起こしたことのある人。
□頭をあまり使わない人。
□普通あまり運動しない人。

□肥満。
□喫煙者。
□ストレスをためている。
□クヨクヨ悩む人。
□無趣味で熱中するものがない人。
□お金の計算ができなくなる。
□被害妄想。

「肝臓病」
□目がかすむ。
□白目が黄色くなる。
□鼻血。
□尿の色が淡黄色から褐色に。
□脂っこい食べ物が苦手に。
□食欲不振。
□胃がむかつく。

□右のわき腹やみぞおちが重い。
□皮膚がかゆい。
□お酒が弱くなってきた。
□手のひらが赤い。
□足の裏が赤い。
□皮膚の色が黒くなってきた。
□真っ黒い便が出る。
□お腹が出てくる、腹水がたまる。
□ふくらはぎや足がむくむ。
□足がほてる。
□鼻の頭が赤くなる。
□右肩がこる。
□右足がつる。
□足がだるい。
□習慣的にお酒を飲む。
□習慣的にタバコを吸う。

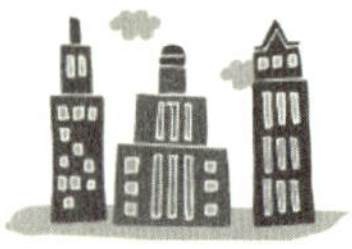

□薬を常用している。
□糖尿病。
□高脂血症。
□甲状腺疾患。
□両親が肝臓疾患（とくに母親）。
□卵が腐ったような口臭。
□すべての爪の色が白濁。
□輸血したことがある。
□男性の乳房が大きくなる。
□オナラが出やすくて臭い。
□手のひらや足の裏に汗をかく。
□夜眠れない。
□歯を磨いておえーとなる。
□運動不足。
□ストレス。
□肉が好き。

□野菜をほとんど食べない。
□お酒を飲むときにツマミを食べない。
□腹部静脈瘤。
□疲れやすい、疲れがとれない。
□腰痛。
□予防接種等で注射器の針を使いまわしされた事がある。
□インスタント食品をよく食べる。
□右腕が痛む。
□右手がつる。

「腎臓病」
□目のまわりが黒ずむ。
□まぶたのむくみ。
□目の下のクマ。
□糖尿病。
□全身がだるい。疲れやすい。疲れが取れない。

□腰がだるい。
□足や顔がむくむ。
□食欲がない。
□吐き気や嘔吐がある。
□熱が出る。
□尿の回数が増える。
□尿の回数が少なくなる。
□残尿感がある。
□排尿時に痛みがある。
□尿の色が赤くなっている。
□尿の色が白く濁っている。
□尿からタンパク。
□尿が泡立つ。
□尿から潜血。
□膀胱炎になったことがある。
□高血圧。

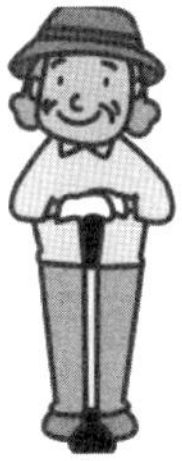

□夕方になると靴がきつい。
□靴下のゴムの跡が残る。
□汗がアンモニア臭。
□塩分のとりすぎ。
□朝起きたときに目のまわりがむくむ。
□指がむくんで指輪が抜けなくなる。
□痛風。

■病気の原因を知る

健康づくりの三大要素があります。この三つが崩れると健康がそこなわれていくと言われています。

藤沼医院の院長で免疫学の権威でもある藤沼秀光医学博士によると、健康づくりの三大要素は「火」と「水」と「土」だということです。

「火」とは、身体を温める温熱療法のこと。理想は三六・五から三七度の体温を保つことです。

「水」とは、身体の大半は水でできています。この水にこだわり、有効な（酸化還元電位の低い）水をとることです。

「土」とは、無農薬野菜をとることです。添加物を排除する食育を実行し、きちんと排泄し腸をキレイにすることです。

この三大要素のどれかが崩れたとき、体のどこかが支障をきたして病気になります。

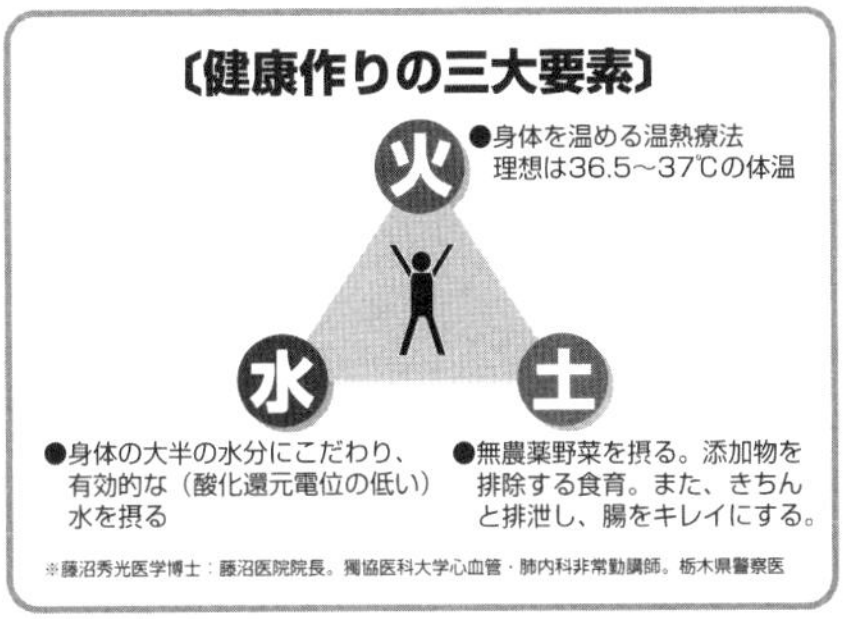
〔健康作りの三大要素〕
火
●身体を温める温熱療法
理想は36.5〜37℃の体温
水
●身体の大半の水分にこだわり、有効的な（酸化還元電位の低い）水を摂る
土
●無農薬野菜を摂る。添加物を排除する食育。また、きちんと排泄し、腸をキレイにする。
※藤沼秀光医学博士：藤沼医院院長。獨協医科大学心血管・肺内科非常勤講師。栃木県警察医

人間の臓器や組織など、何ひとつ無駄なものはありません。すべての細胞、すべての器官が力を合わせて健康を維持しているのです。それぞれが、それぞれの役割を果たしています。

ところが、「火」「水」「土」の三大要素のどれか一つでも欠けてしまうと、どこかの臓器や組織、細胞、器官などが故障してしまい、役割を果たせなくなるのです。体温が下がってしまったり、水分が不足してしまったり、あるいは汚染された水が体内に入ってしまったり、添加物や毒素が入ってしまったりすると健康は維持できなく

なるのです。

健康な体であればウィルスや細菌が体内に入ってきても、撃退することができます。免疫力や抵抗力が高ければ、病気にならないのです。

しかし、病気になってしまうのは、「火」「水」「土」の三大要素のバランスが崩れているからです。そして、体の一部の機能が低下することで病気になるのです。

「病は気から」といいますが、病気が治ると気持ちも前向きになります。

それぞれの病気の原因がわかれば対処の仕方も見えてくるかもしれません。ここでは「ＩＭＰＲＥＸ・ＩＡＳ３０００」によって改善された事例のある症状についてご紹介します。

ただし、あくまでも改善された症例があったということであって、常に病気が改善することを保証するものではありませんので、あらかじめご了承ください。

「静脈瘤」

静脈には血液を心臓に戻すための静脈弁があります。その弁に汚れがつくと弁が動かなくなるので、血管がふくれてしまいます。それが静脈瘤です。「ＩＭＰＲＥＸ・ＩＡＳ３０００」にかかると血管内をミクロマッサージしますので、弁についた汚れを落とします。それで静脈瘤が改善していくのです。電位治療が、なぜ血管の汚れを浄化してくれるのか、専門的なお話は後述させていただきます。

また、静脈瘤があると心臓に戻る血液が障害を起こしますので心臓病の原因になることがあります。つまり、静脈瘤が改善されたということは、心臓病の予防になったということです。

「高血圧」

高血圧の人は血圧降下剤を飲んでいる人が多いようです。しかし、この血圧降下剤は、血管壁の汚れはそのままに血管を拡張して血液の流れを良くしているだけで、根本の解決にはなっていません。

「IMPREX・IAS30000」は、血管壁の汚れを落とすことができますので、血圧を下げることができます。

また、高血圧の人は脳卒中になりやすいと言われています。

さらに、降下剤を飲んでいる人は血管を拡張するので認知症になりやすいとも言われています。

つまり、「IMPREX・IAS30000」で高血圧が改善したということは、脳卒中と認知症の予防になるのです。

「便秘」

便秘は腸の病気ではなく、自律神経の乱れからくるものが多いようです。自律神経を整えることで腸を正常な状態に動かすことができます。そして便秘も改善します。

便秘の人は、食べたものが外へ出ないわけですから、腸内に老廃物が溜まり、それが酸化してガン細胞を発芽します。便秘からガンになった人はたくさんいます。

つまり、便秘を改善することは、ガンの予防になると言えます。

「水虫」

水虫には治るものと治らないものとがあります。人間の皮膚は三層になっていて、二層目と三層目の分かれ目にＡＰＴアーゼ膜というのがあって外部からの侵入をシャットアウトする壁があるのです。そのため、二層目と三層目にできた水虫は薬が届かないので治りません。

これが、「水虫を治す薬を開発した人はノーベル賞がもらえる」と言われるゆえんです。「ＩＭＰＲＥＸ・ＩＡＳ３０００」で水虫が治ったという人がたくさんおられますので、もしかすると「ＩＭＰＲＥＸ・ＩＡＳ３００００」はノーベル賞がもらえるかもしれません。まだまだ研究が必要ですが、「ＩＭＰＲＥＸ・ＩＡＳ３００００」によって血液が浄化され綺麗な流れが生まれることが水虫を改善させるという仮説を私たちは立てています。

また、水虫を持っている人は体にカビがあると言えます。白癬菌です。それはガンになりやすいと言われているものです。つまり、水虫が改善するということは、ガンの予防になると言えるでしょう。

「腰痛」

腰の骨は五本あり、その骨と骨の間には軟骨があります。加齢により血液が汚れてくると、その軟骨が減っていき、これが腰痛の原因になることが多いようです。とくに痛いのは軟骨が飛び出してしまい神経にあたる「ヘルニア」という病気です。ちなみに、「ヘルニア」はギリシア語で「飛び出す」という意味です。

「ＩＭＰＲＥＸ・ＩＡＳ３００００」にかかって腰痛が改善したという人がたくさんいます。一度減った軟骨に綺麗な血液がどんどん流れ込むことで改善するものと考えています。

腰痛や膝痛がある場合、腰を曲げたり、膝を曲げたりできません。そのため、心臓に血液が帰りにくくなります。そのことで、心臓病になることがあります。つまり、腰痛や膝痛を改善することは、心臓病の予防につながるのです。

「低血圧」

血圧を下げる薬はありますが、血圧を上げる薬はありません。低血圧の原因は血液を引き上げる心臓のポンプが弱いことからきます。つまり、低血圧の人も心臓病になりやすいです。

「IMPREX・IAS3000」は血液の流れを正常にします。血圧も正常になりますので、心臓病の予防に大いに貢献できると思います。

「肩こり」

右の肩こりがある人は、神経質な人、目に異常のある人、胃腸の弱い人がなりやすいようです。

左の肩こりのある人は、ストレスの多い人、内臓（とくに心臓）の弱い人、血圧に異常がある人がなりやすいようです。

両方の肩こりを持つ人は、脳卒中になりやすいと言われています。なぜならば、脳にいく血液は必ず肩を通っていきます。両方の肩こりがあるということは、脳にいく血管が詰まりやすくなっているということです。

一刻も早く「ＩＭＰＲＥＸ・ＩＡＳ３０００」で血液の流れを正常にして、脳卒中の予防にとりかかってください。

「こむら返り」

こむら返りは、寝ているときに起きるのがほとんどです。朝方や日中の起きているときは、ほとんどならないようです。それは、歩くと血液が上から下へ落ちてくるからです。

寝ているときは、横になるので上と下がありません。それで、心臓のポンプの力が足りないと足まで血液を運ぶことができないのです。血液は栄養と酸素を運ぶ役割があります。それが届かなくなると筋肉が硬直してこむら返りを起こすのです。

こむら返りは心臓病の前触れです。すみやかにこむら返りを改善して、心臓病の予防をしましょう。

「不眠症」

夜中に目が覚めるということは、心臓病の前触れです。起きているときと寝ているときとでは、心拍が違うのですが、何度も夜中に目が覚めるということは、心拍の変動が多いということになります。これは、心臓に負担がかかります。

「ＩＭＰＲＥＸ・ＩＡＳ３０００」でグッスリ眠れるようになったと驚かれる人がたくさんおられますが、それはそのまま心臓病の予防になっているということです。

「耳鳴り」

耳鳴りは耳の病気ではなく、脳の三半規管の病気だと言われています。三半規管のなかのリンパ液の流れが悪くなっているのです。「ＩＭＰＲＥＸ・ＩＡＳ３０００」で耳鳴りが改善したという人は、血液が改善されたことによって、リンパ液が改善され、スムーズに血液が流れるようになったと推測されます。

耳鳴りが長く続く人は、脳卒中になるリスクが高くなっています。「ＩＭＰＲＥＸ・ＩＡＳ３０００」で耳鳴りを改善し、脳卒中の予防に心がけましょう。

「冷え症」

手や足が冷たくなるのは、心臓から一番遠いところで、血液がきちんと流れていないからです。手の先、足のつま先で、動脈から静脈に血液が移行します。その血管にゴミがついたり、血液が汚れていたりすると、血液循環が悪くなり、冷えてしまうのです。ですから、いくら温めても、その場しのぎにしかなりません。

冷え症をそのままにしておくと、血液循環が悪化し心臓病になることがあります。「IMPREX・IAS30000」で血管をミクロマッサージしゴミを落として血液循環を改善してください。冷え症を改善し心臓病の予防をしましょう。

「低体温」

体温が低いのは、免疫力の低下と細胞がキチンと働いていない証拠です。細胞内の生命体ミトコンドリアの元気がないと、免疫力が低くなりガン細胞が生まれやすくなります。

体温を上げる薬はありませんが「IMPREX・IAS30000」で体温が上がったという人はたくさんおられます。これは細胞が元気になり免疫力や自然治癒力が上がった証拠です。

また体温が三六度五分以上ある人はガン細胞が生まれないと言われています。ですから体温を上げることはガンの予防にもなるのです。

「疲れやすい・体がだるい」

疲れやすい・体がだるいということは、糖尿病か肝臓病か腎臓病になっているかもしれません。とくに肝臓病は検査をしてもあらわれないことがあります。血糖値や肝機能の異常は検査だけを信じてはいけません。疲れやすかったり、体がだるかったりしたら、糖尿病か肝臓病か腎臓病を疑ってみてください。

「ＩＭＰＲＥＸ・ＩＡＳ３０００」で体が軽くなったとか、だるさが取れたと言う人がおられます。これは、膵臓や肝臓の働きがよくなったということです。電位治療が糖尿病や肝臓病や腎臓病の予防になるのです。

「かかとがガサガサ」

かかとがガサガサになっているのは、年をとったからだとあきらめていませんか？年をとっても、ツルツルの人がいます。その違いはどこにあるのでしょうか？

かかとが荒れているということは、血液がキチンとかかとまで届いていないということです。かかとは心臓から一番遠いところ。そこに血液が届いていないわけですから、心臓のポンプの働きが悪いということです。

「IMPREX・IAS3000」にかかって、かかとがツルツルになったという人がたくさんおられます。それは血液循環がスムーズになったということであり、心臓の働きが良くなったということです。つまり、電位治療が心臓病の予防になっているということになります。

「小爪が出てきた」

小爪は健康のバロメーターだと言われています。健康な人は小爪が出てきます。逆に小爪のない人は全般的に内臓が弱いとも言われています。

「IMPREX・IAS3000」にかかっていると小爪が出てきたという人がたくさんおられます。小爪が出てきたということは、内臓が丈夫になったということです。完全に健康状態になったと言えます。

ですから、電位治療は、心臓、肝臓、膵臓、胃や腸の働きが良くなり、内臓疾患の予防になるのです。

「爪・髪の毛が伸びるのが早い」

「ＩＭＰＲＥＸ・ＩＡＳ３００００」にかかっている人が、よく「爪が伸びるのが早い」と言われます。それは電位治療によって体内にカルシウムが取り入れられ骨が丈夫になっているということです。

高齢になると骨粗鬆症の病気が増え、骨密度が下がる人がおられます。カルシウム剤を飲んでも骨粗鬆症は改善しません。

「ＩＭＰＲＥＸ・ＩＡＳ３００００」は、マグネシウムイオン、カルシウムイオンを体内に付加しますので、骨密度が上昇することがあります。骨から若返っているということです。

また、髪の毛が伸びやすいのは、頭まで綺麗な血液が流れているということです。抜け毛が減っていくのも同じことです。

中国では髪の毛のことを「血余（けつよ）」といい、血液の一部だと認識されているようです。

髪の毛が伸びたり、抜け毛が減ったりするのは、頭の病気や脳卒中の危険性が低下していることを意味します。

「食欲が出てきた」

食欲が出てくるのは、自律神経のバランスが良くなっているからです。自律神経の働きが悪くなると、胃がムカムカしたり便秘になったり、胃潰瘍や胃炎といった病気になりがちです。

血液の流れが良くなると、神経のバランスも良くなり食欲も出てきます。血管の横には必ず神経があり、血液が良い状態になっていれば、神経も安定するのです。

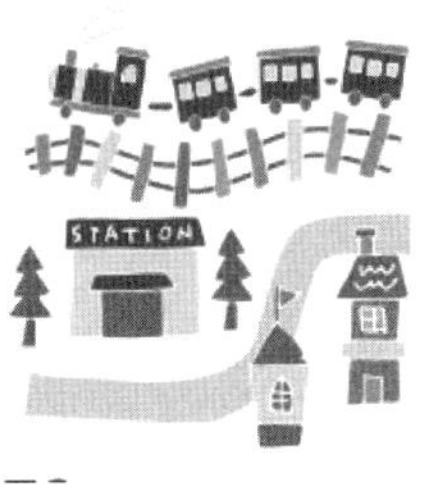

第2章

どのようにして奇蹟は起きたのか

第1章で、「病気の前ぶれ」をチェックしてみていかがでしたか？　あてはまることがあったのではありませんか？

糖尿病や心臓病、血管や脳など、恐ろしい病気に発展する可能性もありますので、常日頃からチェックしてみてください。チェック項目が三つ以上あったら要注意。すみやかに病院での検査を受けることをおススメします。

病気はかかってしまってからでは遅いのです。倒れてしまったら手遅れになることもあります。痛みや、不調が起こる前に気づいてください。

とにかく、早め早めの対処が大事です。

「転ばぬ先の杖」ということわざもあります。つまり、日頃の予防を心がけましょう。

第2章では、電位治療器「ＩＭＰＲＥＸ・ＩＡＳ３０００」を使って病気に立ち向かった人々の事例をご紹介します。あくまでも、ご本人の感想ですので、治療効果のほどは個人差があることをご了承ください。なおプライバシー保護のために、文章の一部を修正しています。

日頃の予防に何をすればいいのか？　その具体的な治療法の参考にしていただければ幸いです。

うっ血性心不全で入院していた私が敬老会で踊るまでに

平成一八年三月の健康診断で「心房細動」がみられるので、気をつけてくださいと言われました。「心房細動」というのは、心房が痙攣したようになり、血液をうまく心臓から全身に送れなくなる病気です。原因は通常とは異なる電気信号が発生しているからです。心臓病やメタボリックシンドローム、飲酒や喫煙なども心房細動を引き起こす要因となっています。

私は心臓が肥大していたそうで、いつも気をつけていましたが、その二年後の二〇〇年七月に「心房細動」で検査入院しました。三週間の入院です。

さらに二二年七月に「うっ血性心不全」で三週間の入院をしました。

二九年の三月初めのことです。風邪にかかってしまい、近くの内科病院に行きました。そこでいただいた一週間分の薬を飲んでもなかなか良くなりません。四月に入り、喘息でもないのに喉がヒーヒーと息苦しく感じ、胸にも痛みがありました。二四時間の眠り薬も効き目はありません。

五月に入り、別の病院に行きました。循環器内科でレントゲンと心電図を取り、若い医師から「心臓に水が溜まっているように思うよ。見てごらん。しんどかったでしょう」と言われました。そして、即入院となりました。

内科受付で書類を提出。採血、心電図、心臓エコー、胸のレントゲン検査など、あわただしく、かなり悪いのではと思いながら臨みました。入院中は四日おきに採血と胸のレントゲン検査でした。

二五日間の入院で無事に退院することができました。病名は「慢性心不全」でした。家に帰ったら、さっそく二年前に購入していた「ＩＭＰＲＥＸ・ＩＡＳ３０００」を使いました。そのおかげでしょうか、治りが早かったなぁと思っています。退院時に主治医より「決して無理をしないようにね」と何度も言われました。このお言葉を絶対に守って行こうと決意しています。

「ＩＭＰＲＥＸ・ＩＡＳ３０００」を使っていなかったら、今頃は灰になっていたかもしれないなぁとつくづく思う、今日この頃です。

現在八十一歳と七か月。体調もよくなり、敬老会では一人踊りをします。歌は三門忠司さんの『浪花川』です。

毎日、毎日が、感謝、感謝です。ありがとうございました。

※本機器の効果効能には個人差があります。この実例は、あくまでもご本人の感想ですので、あらかじめご了承ください。

電位治療法で家族が元気に！

私の家族に「IMPREX・IAS30000」を使って健康改善した人が二人います。

一人目は、娘の嫁ぎ先の義父です。義父は脳の血管がつまっていたそうですが、病院へ行っても「年齢的なものでどうしようもない」と言われていました。一年前に「IMPREX・IAS30000」を贈っていたのですが、気を使っていたのか、押し入れに納めたまま使っていなかったようです。ところが、医者に見放され、さらに私があれこれと説明して、やっとやる気になってくれました。

以前は、片目をふさがなければ目が寄り目になり、眼帯で片目をかくしてバイクに乗らなければいけなかったのですが、いまではずいぶん良くなったようです。

二人目は、農業をやっている姉のご主人です。膝が悪くて歩きにくかったようです。車を運転して、なるべく歩かないような生活をしていたようですが、だいぶ良くなったと言います。また、九十七歳の実母も膝が痛いときは、同じようにやっています。

※本機器の効果効能には個人差があります。この実例は、あくまでもご本人の感想ですので、あらかじめご了承ください。

骨髄異形成症候群が大きく改善されました！

私は平成二十五年七月八日に「骨髄異形成症候群」という病気を発症しました。骨髄機能に異常がみられる病気です。骨髄というのは骨の内部にある柔らかいスポンジ状の組織を言います。大きな骨の骨髄で新しい血液を作り出します。ちなみに、赤ちゃんの場合、すべての骨の骨髄で血液を作られますが、大人になると胸骨、脊椎（せきつい）、肋骨、骨盤などの限られた場所でしか作られなくなります。

抗腫瘍剤を三週間服用して、一週間お休みするということを繰り返していました。この病気は、もっと進めば白血病になります。

白血球、赤血球、ヘマトクリット、血小板、ヘモグロビンなどが、それぞれ基準値を下回っていました。治療するには、輸血するか、臓器移植か、抗腫瘍剤などの方法があります。

輸血は人の血が入るので副作用があります。臓器移植は年齢がいっているのでできません。結局、薬物治療を選びました。

この薬の副作用により、下痢と腹痛を繰り返し、あまりにも長く続いたので、薬は中止になりました。

そんなときに「ＩＭＰＲＥＸ・ＩＡＳ３００００」に出会いました。新聞にチラシが入っていたので、インプレッションさんのお店へ行き、「ＩＭＰＲＥＸ・ＩＡＳ３００００」の電位シートに座ってみたのです。平成二十七年一〇月十五日のことです。

その後、「ＩＭＰＲＥＸ・ＩＡＳ３００００」を購入し、自宅でも使っています。おかげで、白血球、赤血球、ヘマトクリット、血小板、ヘモグロビンの値が正常に近くなってきました。体調もよくなりました。「ＩＭＰＲＥＸ・ＩＡＳ３００００」のおかげです。

今では、半年に一回、病院で血液検査をしてもらうだけです。今でも、休日以外は、毎日お店へ行って電位シートに座っています。

平成二十八年十一月ごろから気づいたことがあります。それは基礎体温が上がったことです。私はどちらかというと体温が低いほうでした。体温の高い人は免疫力が高いといいます。いまは三十六度四分くらいに上がっています。これも「ＩＭＰＲＥＸ・ＩＡＳ３００００」のおかげだと感謝しています。

お店へ行くと、スタッフの方が話して下さる病気予防のお話とか、医者が教えてくれないようなお話を、おもしろおかしく話してくださいますので、それを聞くのが楽しみで毎日座りに行っています。ありがとうございました。

※本機器の効果効能には個人差があります。この実例は、あくまでもご本人の感想ですので、あらかじめご了承ください。

電位治療のおかげで朝の目覚めがスッキリです！

私は「ＩＭＰＲＥＸ・ＩＡＳ３００００」にかかるようになって約一〇年です。毎日健康を実感しています。具体的な変化を箇条書きにしました。

①血管年齢の検査で、「年齢よりもだいぶ若くやわらかい」との結果でした。血液が綺麗に流れていて、血管も若々しいのかと思うと気持ちも若返ります。

②以前、心房細動がありましたが、去年の暮れに心臓の検査をしたら、何ら異常はなく「四〜五年は検査しなくていいよ」と言われました。これには、ホントに驚きです。

③毎日、体がシンドイと思ったことがありません。体が軽く感じるので、外へ出ることも億劫じゃなくなりました。

④朝の目覚めもスッキリです。朝は一日のはじまりです。そのはじまりがスッキリと

爽やかにスタートできるのですから、これほどの喜びはありません。
⑤血圧も正常です。六八〜一一五。
⑥夜中にトイレに起きたことがほとんどなく、ぐっすり熟睡。熟睡できるのが、何よりも嬉しいです。
⑦特定健診で、血液、尿、糖尿など、全部正常でした。
これもすべて、「IMPREX・IAS3000」のおかげだと感謝しています。

※本機器の効果効能には個人差があります。この実例は、あくまでもご本人の感想ですので、あらかじめご了承ください。

体も心も大きく改善しました！

電位治療を受けるようになって、いろんなところが改善しました。思いつくかぎりを列挙してみましたので、お読みください。

①イライラしなくなりました。
②首に手術の跡がくっきり残っていたのですが、それが薄くなっていました。
③白髪が黒くなりました。
④体の痒み症が改善しました。
⑤血流検査で改善していることがわかりました。
⑥飛蚊症が改善。六匹だったのが、一匹になりました。
⑦蓄のう症が改善しました。
⑧不眠症が改善しました。
⑨軽いうつだったのが改善しました。
⑩メニエール氏病によるめまいがあったのですが、かなり改善したようです。
⑪顔にツヤが出て来たと周囲に言われるようになりました。
⑫頸椎の五番と六番が狭くなっていたために両手に痺れがあったのですが、これも改

善されました。

⑬末端冷え性で毎年冬になると両手がしもやけていました。毎年冬になるとツライ思いをしていたのですが、嘘のように改善していきました。

⑭肩の部分にあった交通事故の後遺症の痛みが改善しました。

⑮胃がムカムカ、キリキリ痛むことがあったのですが、これも改善しました。

⑯心臓の肥大による動悸、息切れなど、ゼエゼエと息切れすることがなくなりました。

⑰食習慣の乱れにより腸内環境が悪化していたのだと思います。便秘や下痢をしていたのですが、それがかなり改善されました。

⑱肝臓や腎臓の機能が低下していて解毒ができない状態だったのかもしれません。目の周りから顔全体がドス黒くなっていました。それが、かなり改善されました。

⑲ヘルニアによる腰痛の改善。

⑳ふくらはぎのあたりが痙攣してツル現象「こむら返り」がよく起きていたのですが、現在はほとんど起きません。

㉑足の指と指の間に水虫ができる体質でした。雨が降ると水虫ができるのです。四〇年間、ロウソクで水虫菌を焼いて治療していましたが、いまではすっかりなくなりました。

㉒足にできる魚の目をピンセットでえぐり取っていたのですが、その魚の目もなくなりました。

㉓以前の体温は三十五度二分ほどで、かなりの低体温でしたが、いまは三十六度七分から九分ほどです。

※本機器の効果効能には個人差があります。この実例は、あくまでもご本人の感想ですので、あらかじめご了承ください。

よい生活習慣でずっと健康に！

電位治療器「ＩＭＰＲＥＸ・ＩＡＳ３００００」は我が家の必需品です。朝は寝室からリビングへ、夜はリビングから寝室へと毎日フル稼働です。おかげさまで、今日までずっと病気知らずで過ごさせていただいております。

以前は、ちょっとしたことで腰を痛め、不自由な思いをたびたびしておりましたが、「ＩＭＰＲＥＸ・ＩＡＳ３００００」のおかげで、その不安もなくなりました。

体温も上がりましたし、基礎代謝も良くなりました。近頃は、おかげさまで同年代の方と比べて、とても元気です。この健康を、ずっと現状維持し生涯現役で、と願っています。ほとんど疲労感がなく、疲れても回復が早く快適な毎日を送ることができております。過日の血管検査の結果も良好でしたので、大変満足しています。長い間、電位治療器「ＩＭＰＲＥＸ・ＩＡＳ３０００」に、お世話になっているおかげで、こんにちの健康に恵まれたのだと感謝しております。このご縁を大切にしたいと思います。

体験会場でお話をしていただく様々なことを心にとめて、よい生活習慣でずっと健康にと願っております。この電位治療器に巡り合えて感謝しています。そして、幸せです。ありがとうございます。

※本機器の効果効能には個人差があります。この実例は、あくまでもご本人の感想ですので、あらかじめご了承ください。

第2章

メニエール病とパーキンソン病が改善した

一一年前、神戸のインプレッションさんのげんき堂御影店に行ったことが、私とこの電位治療器との出会いでした。

インプレッションは「げんき堂」「みらい堂」「こころ堂」「いやし堂」「なごみ堂」「ボディケアきらく」などのお店を全国に展開しています。

私は「げんき堂」に通っていました。

私は、当時、メニエール病とパーキンソン病を患い歩行も困難で御影まで一駅にもかかわらず、かなりの時間を要していました。

メニエール病というのは、激しい回転性のめまいと難聴、耳鳴り、耳閉感の四つの症状が同時に起こる内耳疾患です。症状がいったんおさまっても、一連の症状を数日から数か月の間隔で繰り返します。

ストレスが関係していると言われていますが、一度かかると、なかなか治らない病気です。

パーキンソン病は、進行性の神経変性疾患で、四〇歳以上の中高年に発症が多く、とくに六五歳以上の割合が高くなります。安静にしているときに指や顎や上下の四肢に震えが起こることがこの病気の特徴です。動作の開始が困難となり、転倒しやすくなります。

根本的な治療法は確立されていません。病院では、進行を遅らせるための治療法がとられているようです。

私の体調が悪くなったのは二九年前のことでした。仕事中に急に倒れ、発見されたときは体が冷え切った状態でした。

いま考えると、冷蔵庫やクーラーでいつも体が冷え切っていたのが一番の原因ではないかと思います。

さっそく病院へ行くと、お医者さまから「あなたの病気は原因不明で、この病院では治せません」と言われました。見捨てられたような気持ちになりました。

途方に暮れながらも、なんとか、自分で頑張らなくちゃと思いますが、治療してくれる病院がなかなか見つかりません。

やっとの思いで、父が病院を探してきてくれました。その病院で診察してもらうと、お医者さまが「死の寸前までいってるよ」と言いました。

診断の結果は、メニエール病とパーキンソン病でした。病院ではお薬で進行を遅らせる治療をするだけですが、その薬物療法には副作用を覚悟しなければいけません。

私は、自律神経が不安定になっていて、体が硬く、筋肉がこわばって歩けない状態でした。

雲の上を歩いているような感じで、人とすれ違うと風圧で倒れそうで、杖をついてなんとか歩いていました。毎日不安で電車のなかにいるだけで人が怖い。体が揺れてまっすぐ立っていられない。買い物をしてもお金を出すことができない。そんな状態でした。

とくに冷えがひどくて、頭のてっぺんから足先まで寒気がして、夏でも帽子をかぶり靴下を何枚もはいていました。ホットカイロも手放せませんでした。家事も休憩しながらこなしていましたが、頭痛で何もできなくなることもありました。目も悪くなり、サングラスが必需品になりました。目覚めも悪く不整脈や胸の苦しみもありました。

「家のなかにいると歩けなくなる。ダメになるから出歩きなさい」

と父から激励され、何とか無理をしても出歩くようにしました。この激励の言葉があったからこそ、いま、こうして生きて来られたのだと父に心から感謝しています。

もう一人、私には恩人がいます。それは御影店に通っていた叔母さんです。「げんき堂で電位治療を受けてみると、よくなるかもしれないよ」と誘われ、私は叔母のおかげで通うようになったのです。

御影店に通うようになって、すぐのころ、血流チェックを受けました。そのときの衝撃は忘れられません。

自分の血管がメチャクチャになっているのを目の当たりにして「血液の病気だ！」毎日、電子にかかることが必要だと理解しました。また、体験された方のお話に勇気をもらい、私も頑張って必ず良くなりたいと思いました。

お店へ行くと、他にも仲間がたくさんいますから、心の支えになります。

ある日、お店へ行き、電位治療を受けると、不整脈が出てきて、いままで以上に心臓が圧迫されるような反応が出ました。びっくりして、お店のスタッフに「大丈夫でしょうか？」と尋ねました。

すると、スタッフが丁寧に説明してくれました。

「そうした症状は、根深い病気の根っこが揺り動かされているから出てくるんですよ」

たとえば、庭に放置されて汚れてしまったホースに、新しい水をそそぎこむとどうなるでしょうか。最初はホースのなかにたまっていた汚水が出てきます。そして、そのあとキレイな水が流れ出てくるはずです。

汚い血液が流れ始めると、最初はちょっとした異変が体に起きることがあります。

私の症状もそれだったようです。

それを聞き、継続することが大事なんだと考えるようになりました。継続するには、自宅で電位治療器を使いたいと思い「ＩＭＰＲＥＸ・ＩＡＳ３０００」を購入しました。

寝るときは「ＩＭＰＲＥＸ・ＩＡＳ３０００」をかけてぐっすりと八時間眠ります。そして、食事のときは一時間。その他に一時間。合計すると一日に一〇時間、電位治療をしています。

さらに、げんき堂へ通うことも続けています。外へでかけることも健康促進に効果があります。それで私は日課として通っているのです。

いまでは、すっかり体調が回復してきました。朝も起きやすく、前日の疲れも残らなくなりました。レジでお金が出せるようになりました。料理も作れるようになりました。自分で作った料理をおいしくいただけることが、これほどの喜びだということを毎日かみしめています。

夏、あんなに寒かったのに、体温も三十三度だったのが三十六度になり、カイロが不要になりました。冬でも帽子をかぶらず、靴下も重ねばきをしなくても平気です。頭の重さも取れてスッキリと快適です！

※本機器の効果効能には個人差があります。この実例は、あくまでもご本人の感想ですので、あらかじめご了承ください。

至福のひとときを過ごしています！

体験会場に足を運ぶのが生活のリズムのなかで一つの日課になっていました。健康に関するお話を聞き、会場に来られた方々から体験談を聞き、いろいろな情報を得る場所として楽しく過ごすことができました。

「ＩＭＰＲＥＸ・ＩＡＳ３００００」の良さは会場でお聞きし、納得し理解できました。いつしか、自宅でも使用したいと切実に思いようになりました。家族にもかからせてあげたいですし・・・。

「ＩＭＰＲＥＸ・ＩＡＳ３００００」を購入して一年以上経過しましたが、本当に買ってよかったと満足しています。グッスリ眠れるようになりましたし、免疫力が高まったことは実感しています。

購入した特別なチェアにパットを敷いてイアスのスイッチをオンにした瞬間から至福のひとときがはじまります。新聞を読んだり、読書したり、ときにはラジオやＣＤ

を聞きながら・・・。
またイアスにかかるときには、水素水や青汁を飲むように心がけています。
これからも、ずっと使い続けて、健康で元気いっぱいの日々を過ごしたいと思います。
ありがとうございました。

※本機器の効果効能には個人差があります。この実例は、あくまでもご本人の感想ですので、あらかじめご了承ください。

第3章

なぜ電位治療器で健康になるのか

第2章では電位治療法でさまざまな病気が改善されたり、体調が良好になっていった実例をご紹介しました。奇蹟のような出来事に驚くばかりです。いったいなぜこのような奇蹟が起こるのでしょうか？

不思議ですよね。

人間の体は高度に進化した精密機械のようです。イタリアの生物学者エヴァ・ビアンコニ博士らの研究論文『人体の細胞数の推定』によると、成人の細胞数は「三七兆二〇〇〇〇億個」だったそうです。スペースシャトルの部品総数は約二五〇万点だといわれています。つまり、人類の叡智を結集したスペースシャトルよりも、人間の体のほうがはるかに精密にできているということです。

その非常に精密にできた人体に、電位治療器を当てると、なぜ健康になるのか？

第3章では、その疑問を追求してみたいと思います。少し難しいお話になるかもしれませんが、しばらくお付き合いくださいませ。

人間の体に電気が流れているってホント？

人間の体には電気が流れています。たとえば、心臓からは心電図、脳からは脳波、筋肉からは筋電図、神経からは神経パルスといって、人間のいたるところから電気が検出されます。この電気のことを「生体電気」と言います。

生体電気は、すべて人間の体を作っている細胞膜で発生しています。そして、この電気のことを「膜電位」と言います。細胞が死ぬと、この膜電位が消滅するのです。

この膜電位は、わずか四〇ミリボルトというきわめて微細な電気ですが、人体には約四〇兆もの細胞があるわけですから、その総電気容量はすごい数になります。ちなみに、この総電気容量のことを「生体保有電位」または単に「生体電位」と呼びます。

膜電位が発生する仕組みは、まだまだ謎が多く、十分に解明されていません。しかし、細胞膜で何が起きているのかは、かなりの部分が明らかになっています。

細胞膜の外と内で、さまざまな物質が出入りしています。必要なものが内部に取り込まれ、不必要な老廃物などは外部に捨てられます。この「入り」と「出」を区別して選択する働きのことを「選択透過性」と言います。要するに、イオンを取り込んだり、外に出したりする働きのことです。

細胞外
細胞内
Na+ K+ Na+ Na+ K+ Na+ Na+ Na+ K+ Na+
ATP　　　　　　ADP+Pi
Na+ K+ K+ K+ K+ Na+ K+
K+ Na+ K+ K+ K+

細胞の内と外へ、さまざまな物質を入れたり出したりするときに、ポンプのようなエネルギーが必要になります。このエネルギー源がATP（アデノシン三リン酸）と呼ばれる物質によってまかなわれています。

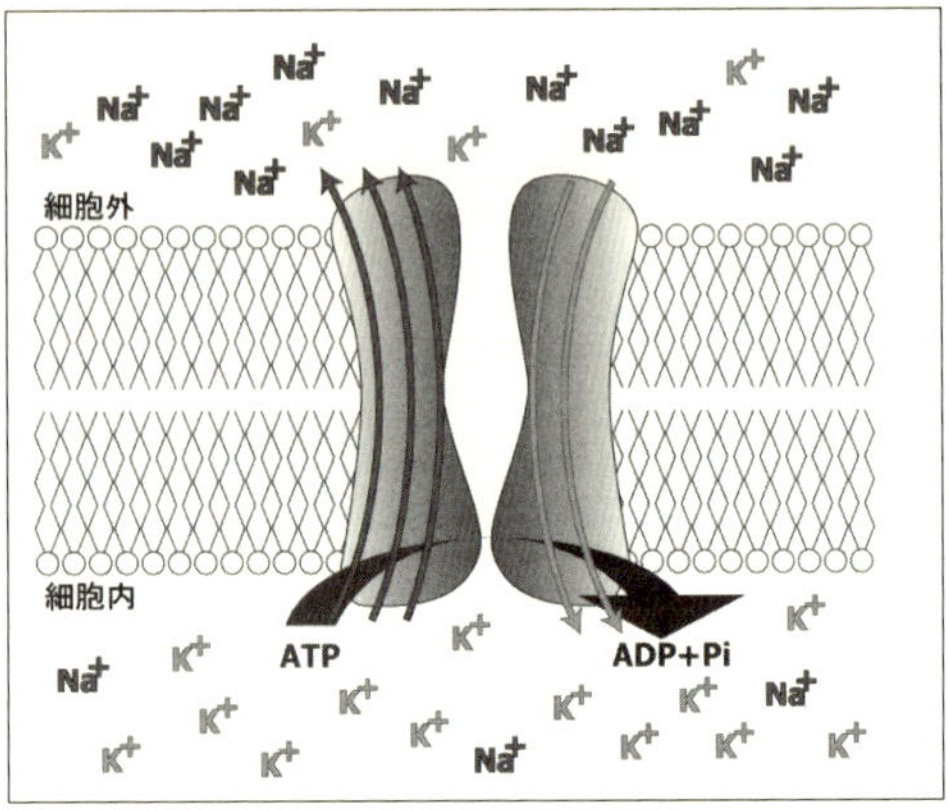

ATPがスムーズに作り出されていれば問題はありません。この状態が健康状態であり、生体保有電位も旺盛になります。

しかし、何かの事情でATPの合成が間に合わなくなると、イオンの出し入れがスムーズにいかなくなり、膜電位が低下して生体保有電位が弱まり、生命活動に支障をきたすことになるのです。この状態が疲労であり、老化であり、病気に発展します。ATPの合成がストップした瞬間が死です。

つまり、ATPこそが、生命保有電位を維持してゆくために必要な原動力であり、生死のカギを握る生命の基本物質なのです。

なぜ血液がサラサラになるのか?

特殊な高電界のなかに人間が入ると、何も感じられませんが、体の内部ではさまざまな好影響が現れることが解明されています。つまり、電位治療器に座って、電気を通すと、生体保有電位が強力に増強されるため、体の抵抗力や免疫力が高まり体質が改善され、自然治癒力が高まるのです。

なかでも血液が大きく好転します。

私たちの細胞内液は中性か酸性になっていて、カリウム・イオンとマグネシウム・イオンが多くなっています。一方、血液は弱アルカリ性になっていて、ナトリウム・イオンとカルシウム・イオンを多く含んでいます。この両者のイオン濃度の差が、細胞膜を隔てて絶妙なバランスを保つことによって、スムーズにATP(アデノシン三リン酸)が合成され膜電位が発生するわけです。

ところが、現代は、美食と過食の酸性食が多い傾向があります。すると、体内に老廃酸毒がたまって血液が酸性に傾きます。また、肉食が続くと腸内で腐敗が起こり、その腐敗毒素が血液中に吸収され、尿素や尿酸が血液中に増加して血液が汚れます。これが続くと、細胞膜の機能が破たんし、ATPの合成能力が低下して膜電位も衰えるのです。

電位治療器にかかると、細胞膜のＡＴＰアーゼが活性化して膜のＡＴＰ合成能力が高まります。膜のイオン選択透過性が活発になり、細胞の内外のイオンバランスが正常化するのです。

このとき、細胞内の余分なナトリウム・イオンとカルシウム・イオンは血液中に移行し、反対に血液中にあるカリウム・イオンとマグネシウム・イオンは細胞内に戻されるというふうに、細胞内外のイオンバランスが整えられ、膜電位が増強しますから、生体保有電位が充実するわけです。

ナトリウム・イオンとカルシウム・イオンが血液中に増えると血液中にたまっている老廃酸毒が中和されて無害化し、血液が浄化されて弱アルカリ性に保たれます。電界負荷をやめたあとでも、かなり長時間にわたって生理的にＡＴＰの合成能力が持続され、それを繰り返すことで体質が改善されるのです。

なぜ肝機能が改善するのか?

電位治療器にかかると血液が弱アルカリ性になります。そのため、細胞内部の酸性度が正常化し、その結果、細胞内部での代謝の主役である「酵素」が活性化するのです。酵素は生きている物質ともいわれ、酵素なしでは生命活動は維持できません。この酵素を活性化するには、血液を浄化して弱アルカリ性に保つことがなによりも大切なことなのです。

ところで、肝臓という臓器は、「酵素の塊」と言われています。酵素の働きが、イコール肝臓の働きだといってもいいでしょう。

電位治療器で血液が弱アルカリ性になると、酵素の働きが活性化しますので、必然的に肝機能も改善されるわけです。

「肝臓に有効な薬はない」と言われていますから、電位治療器は貴重な存在と言えるでしょう。

酵素が活性化することで、肝臓だけでなく、腎臓も強くなります。酵素の働きを低下させる原因の一つに、血液中の尿素の増加があります。この尿素は、肉類を食べることで、その最終代謝産物としてアンモニアができるのですが、それを肝臓が尿素に合成し、腎臓から尿として体外に排泄されるのです。

したがって、肉を常食していると、肝臓や腎臓が酷使されます。

電位治療器で血液が浄化され、酵素の働きが活発になれば、肝臓や腎臓の負担が軽減されるわけです。

ちなみに、肉食を続けていると腸内が腐敗し動脈硬化やガンのリスクが高まるという研究結果があります。ウエルシュ菌などの異常菌が発生して腸内が腐敗し、アンモニア、アミン、硫化水素、フェノール、インドールなどが体内に吸収され、解毒のために肝臓が酷使され、あふれ出した毒素が血液中に流れ出すというのです。それが全身に回ると動脈硬化やガンの原因をまねくことになります。

なぜ免疫力が増強するのか?

アメリカのベンジャミン・フランクリンは、電気を治療に利用する研究を世界的に発展させた人です。アメリカ独立宣言の起草委員を務めた政治家として有名ですが、雷が電気であることを証明したり、避雷針や遠近両用メガネなどを発明した科学者としての側面もあります。

フランクリンは、摩擦発電機を使って、高圧静電界を作り出し、これを人体に作用させて大勢の難病を治したとされています。当時、この療法はフランクリンゼーションと呼ばれ、遠くヨーロッパまで広まりました。二百年も前のことです。

日本で研究したのは、故高田蒔博士（東邦大学・生化学教授）です。高田博士は、宇宙線の研究をしているとき、人体の生理機能が太陽の黒点活動に大きく影響を受けることに気づきます。宇宙の電磁環境が人体の血清タン白に微妙な変化をもたらすことを証明しました。

高田博士の研究は、広藤道男博士（逓信病院）と織田暢夫教授（東京工大）らの共同研究に引き継がれます。広藤博士らの研究は、マイナス高電界を人体が受けると、血液中の血清タン白、とくにガンマ・グロブリンが電子を受け取って活性化し、その結果、体内の免疫力が高まって自然治癒力が増強し、体質改善に役立つことを明らかにしました。

広藤博士らが「ガンマ・グロブリンが活性化する」ことを解明してくださったのです。「ガンマ・グロブリン」というのは、血清タン白質の一つです。血清タン白質は、アルファ、ベータ、ガンマと三つにわけられています。そのうち、血清中の多くの免疫抗体はガンマ・グロブリンのなかに含まれているのです。

抗体は、私たちの体から異物を除去するために働いています。ウィルスに感染した細胞やガン細胞などを除去するのです。私たちの身体はどんな異物が侵入しても、ぴったり合う抗体を作ることができます。血液中の抗体は異物と結合すると貪食細胞（異物を食べてしまう細胞）であるマクロファージや好中球を活性化することで異物を除去します。

つまり、電位治療器にかかると、ガンマ・グロブリンが活性化し、免疫力が高まるということです。免疫力が高まって体に抵抗力がつくと、少々のことではビクともしない健康な体ができあがります。喘息や湿疹などのアレルギー性疾患が改善されるのはこの理由によるものです。

なぜストレスが軽減するのか？

高電界がストレス解消に作用することを証明した生理学者がいます。伊藤秀三郎博士（元早稲田大学・体育生理学教授）です。

伊藤博士は、戦争末期に、ふとしたことから高圧送電線の真下の農作物が非常に発育がいいことを見つけました。そこで、高圧実験室で、高電界と生体の生理機能の関係について、生理学の立場から実験を重ねたのです。その実験データにもとづいて、マイナス高電界が人体の自律神経中枢、とくに副交感神経系に作用して、その働きを正常化し、ストレスを解消して人体を健康に導くことを明らかにしました。

地球は、雷の放電だけでなく、晴天のときにも大気中に電場が存在しています。空は巨大なプラス電界で、地上はマイナス電界です。この天と地の電磁環境は、地球の自転・公転運動、あるいは他の天体からの影響など、さまざまな要因で絶え間なく変動しています。

たとえば、晴れた日は太陽が電離層に光を放ち、地上へマイナス電子を降らせているので気持ちがいいのです。逆に雨が降っていると雲が出てしまい、空からマイナス電子は降って来ません。だから神経痛等の痛みが出るのです。

【電界の生体作用】

	マイナス電界	プラス電界
全身作用	鎮静、睡眠、爽快感	刺激、興奮、不眠、不快感
自律神経	副交感神経刺激	交感神経刺激
物質代謝	エネルギー合成型	エネルギー消耗型
酸素消費量	減少	増加
利尿作用	促進	抑制
便通	促進性	秘結性
呼吸	抑制的	促進的
脈拍	減少	増加
毛細血管	拡張	収縮
血圧	下降	上昇
血沈	減少	増加
体液	アルカリ化	酸性化
血清Ｃａ	増加	減少
血清Ｋ	減少	増加
血液凝固能	減弱	昂進
白血球	増加	減少

この表は、プラス電界とマイナス電界が人間の体にどのような影響を与えるのかをまとめたものです。カラッと晴れた日は、気分爽快で体の調子もいいものですが、ジメジメした梅雨どきになると何となく気が滅入って体の調子もすぐれません。

ドイツの医学者シュルツ博士は、この空間の電界の変動が人体の生理機能にどのような影響を与えるかという研究をしました。電界というのは、電圧がかかっている空間の状態をいい、電圧がかかっている空間は「電場」といいます。

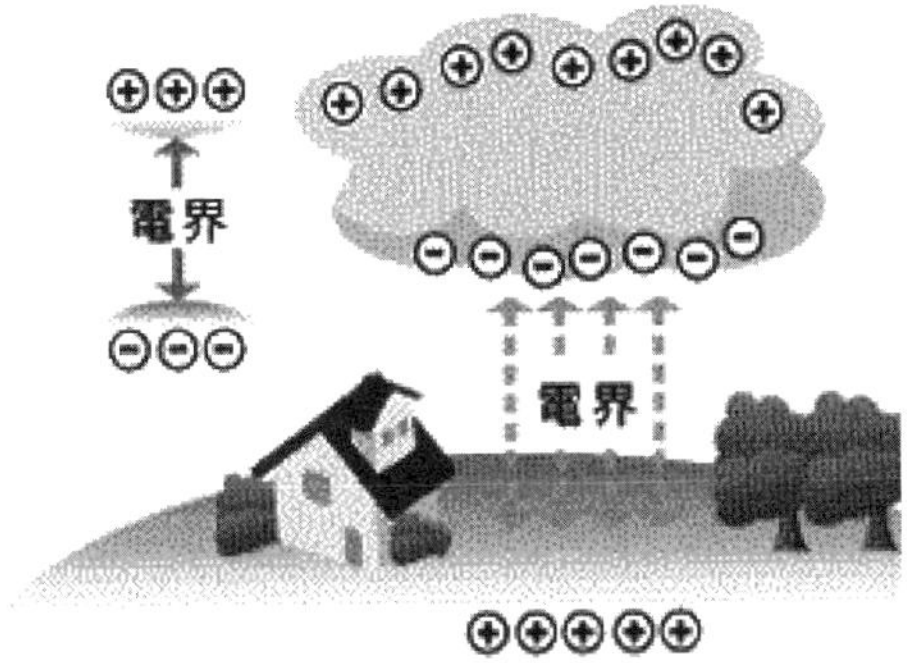

雷が鳴っているときの、雷雲と大地の間は「電場」といい、そこにはかなり大きな「電界」が発生していることになります。「電界」は送電線や電力設備、家庭電化製品の周りにも発生しています。

シュルツ博士の研究により、大気中の電界が人体の自律神経に直接作用することがわかってきました。プラス電界では、交感神経を刺激し、人体に好ましくない影響を与えます。逆に、マイナス電界では、副交感神経の働きを順調にして体調を整え、病気回復や体質改善に役立つことが実証されました。

つまり、電位治療法が、ストレスを解消し人体を健康に導くわけです。

好転反応について

電位治療器にかかると、人によっては、体がだるくなったり、眠くなったり、体中がかゆくなったり、吹き出物が出てきたり、逆に症状がひどくなったりという不快症状が一時的にあらわれることがあります。

これは、「好転反応」といい、体質が改善している知らせです。体内にたまっていた老廃物や毒素が排泄されようとして一時的に血液中に集中するために起こります。

毒素はどんどん出てきますが、体の表面にある毒素が先に出てきます。体の深部にたまっている毒素はあとから出てきます。普通、好転反応は二日か三日でとれますが、古い毒素の場合は、さらに数日かかることもあります。

出るものが出てしまえば、あとは、スッキリします。好転反応があったら、「毒素が出ているんだな」と思って、安心して、そのまま続けてみてください。

第4章

電位治療器の選び方

これまでのお話で、電位治療器が健康を維持するために必要なのはご理解いただけたと思います。電位治療器にかかると細胞レベルで人間の体が正常に戻るわけですから、病気予防や健康維持、症状の緩和などに根本的に対処できるわけです。

ただ、現在、日本国内には、電位治療器が二〇機種以上ありますので、どれを選べばいいのかわからないかもしれません。

なかには、中古品を安く販売する業者もあります。中古品のなかには、最新の安全基準に準じていない機種もありますし、粗悪品も少なくありませんので、気をつけてください。

第4章では、どのような基準で電位治療器を選べばいいのかを解説します。疑問点をスタッフの方にしっかりと聞いて、パンフレットや資料などの情報を集めてから判断することをおススメします。

電気を使った治療の歴史

まずは、現在の電位治療器に至るまでの歴史をご紹介します。

二五〇〇年前の古代ギリシアの医者エートスが、シビレエイが放射する電気を利用して痛風の治療を行ったという記録が残っています。シビレエイは最大で二〇〇ボルトの電気を発生することができますので、家庭のコンセントの約二倍の電圧になります。

紀元前一世紀に出版された『ディオスコリデ』という書物には、電気ウナギやシビレエイのように電気を発生する魚類を活用して、痔や脱肛を治療する方法が紹介されています。昔から人間は自然界に存在する電気を積極的に治療に活用していたということです。

電気をはじめて科学的に治療に活用したのは、ベンジャミン・フランクリンです。凧をあげて雷の電気を調査したことでも有名な人物です。ベンジャミン・フランクリンは、摩擦発電機を使って「高圧静電界」を作り出し、これを治療に活用してたくさんの人の病気を治しました。

ちなみに、摩擦発電機というのは、摩擦すると電気が発生するというものです。プラスティックの下敷きを服にこすって、髪の毛を立たせた経験はありませんか？　あのとき、プラスティックの下敷きに静電気が発生したということなのです。

一七世紀のころですが、ニュートンの考案で、ガラス球を高速回転させ毛布で摩擦するという仕組みの摩擦発電機が作られました。そのとき、ガラスの球のなかの真空に雷のような紫色の光が満ち、その明るさで読書ができるほどだったということです。

このことから、空気中にも電気のもととなるものが満ちあふれていることがわかります。そもそも、家を燃やしてしまうほど高圧電力の雷は、発電所も乾電池もない空にピカッと光ります。空気中に満ちあふれている電気のもとを集めて、強力な電気を発生しているのが雷なのです。

一七七六年に、平賀源内は「エレキテル」という名前の治療器具を作り、高圧静電界で人を包んで治療しました。このときの治療器は、摩擦発電機だったようです。その他、幕末に活躍した佐久間象山も低周波治療器を日本ではじめて制作しています。

一九三一年にアメリカの生理学者のアルバート・ハイマンは、動物の停止した心臓に電気刺激を送ることで蘇生させることに成功しました。のちに、ハイマンは世界初のペースメーカーを開発しています。

二〇世紀になると、家庭用の電位治療器が発明されました。これは、体を周辺環境に対して高電位にすることで発生する電場により治療効果を発揮するというものです。高電位を維持するために使われる電流がごく微量ですから、体への影響は少ないといわれています。

現在、病院では、理学療法の一つとして活用されています。

家庭用の電位治療器は、さまざまな商品が販売されています。電気カーペットのようなベッドやマットレスの上に敷くタイプのものや、電極パッドを体に貼るもの、マッサージチェアのような椅子タイプなどです。

頭痛、肩こり、便秘、不眠症の症状に効果的であることは、厚生労働省も認めています。使い方も簡単で、一日数十分から数時間、座ったり眠ったりしながら、使用します。これなら、三日坊主で終わってしまう人でも、無理なく続けることができます。

電気治療器には、四つの種類にわけることができます。

①低周波治療器

周波数が一から二〇〇〇ヘルツ程度の電波を筋肉や神経に流し、血液循環をよくしたり、神経を鎮静化させたりします。肩こりや神経痛などに効果があります。

②超短波治療器

体に二八メガヘルツ前後の高周波数の電波をあてて、体内深部の血液を温めて循環をよくします。肩こりや腰痛のほか、婦人病や関節痛など、循環不良で起こる病気の改善が期待できます。

③高周波治療器

周波数が七万ヘルツ前後の電波のなかに身を置き、体表に刺激を与えることで温熱効果や自律神経の調整作用を起こします。アレルギー性疾患などに効果があるといわれています。

④高圧電位治療器

電圧をかけて電場を発生させ、その中に身を置くことで、血液中の微妙なイオンバランスを調整し、汚れた血液を正常に戻します。さまざまな生活習慣病を予防し、改善することが可能です。「イオン静電療法」とも呼ばれています。

何より安全性を重視すること！

電位治療器を選ぶうえで最も重要なことは安全性です。日本の工業製品の標準を定めるものに「ＪＩＳ規格（日本工業規格）」というものがあります。工業標準化法という法律があって、この法律に基づいて主務大臣が制定する日本の国家標準です。電位治療器の場合は、厚生労働大臣と経済産業大臣がこれにあたります。

ただし、一度ＪＩＳ規格が制定されたら、それで終わりというわけではありません。何度も改正が行われます。

内容は、構造や性能、試験の方法に至るまで、細かく制定されています。

最新のＪＩＳ規格の改正前に製造されたものは、適合していなくても販売されているケースがあります。価格が安いからといって、すぐに判断せず、古い電位治療器かどうかを確認して購入することをおススメします。

「これは最新の電位治療器ですよ」

と言っても、表面のボディだけ新しくして、中身は二〇年も前のものと同じという製品も少なくありません。ＪＩＳ規格が改正されるたびに作り直すという会社はそんなに多くありませんから。

まずは、改正された最新のＪＩＳ規格に準拠している製品かどうかをチェックしてみてください。

さらに、一般社団法人日本ホームヘルス機器協会が発行する「ＨＡＰＩマーク」というのがあります。信頼と安心の証として付与されるマークです。このマークを取得している製品を選ぶといいでしょう。

ちなみに「IMPREX・IAS30000」には、この「HAPIマーク」が貼付されています。

製造元のスタッフによれば「私たちは、JIS規格よりも、もっと高い基準で作っています」とのことです。

「クラス0」の安全性と、「EMC試験」の検査と2段階認証を取得した電位治療器は「IMPREX・IAS30000」が業界で初めてのことです。

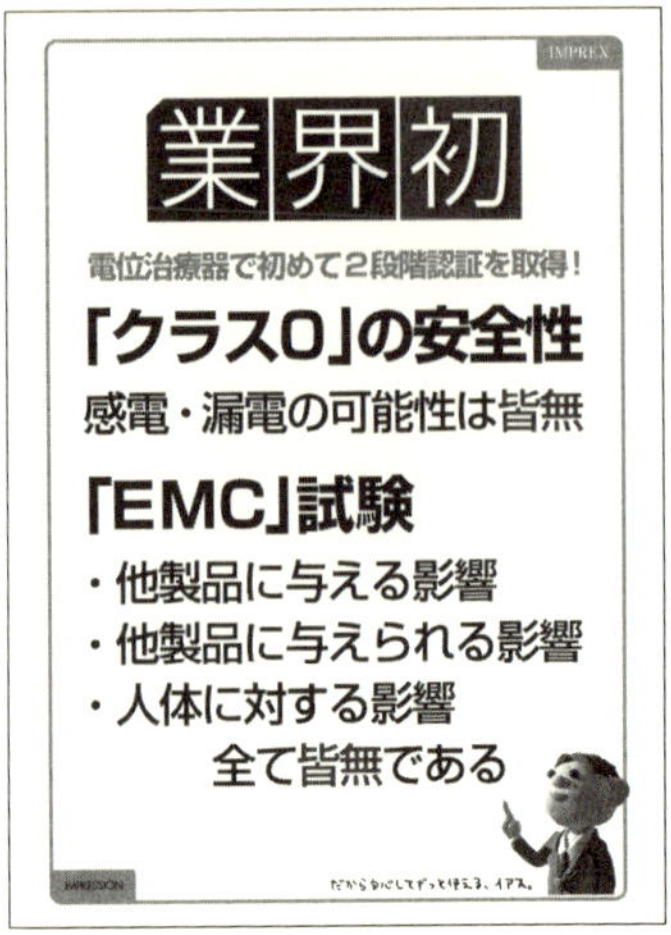
IMPREX
業界初
電位治療器で初めて2段階認証を取得！
「クラス0」の安全性
感電・漏電の可能性は皆無
「EMC」試験
・他製品に与える影響
・他製品に与えられる影響
・人体に対する影響
全て皆無である

実際、「IMPREX・IAS30000」の安全性は業界トップクラスです。感電・漏電を可能な限り回避した安全設計で、電気安全規格最高位の「クラス0（ゼロ）」を取得しています。これは、もっとも厳しい安全規格をクリアしていることです。

厚生労働省認定の第三者認証機関によって「品質」「安全性」「有効性」が、適正であるかを厳しく検査され、すべてクリアした製品です。さらに、EMC（Electro-Magnetic Compatibility：電磁両立性）試験もクリアしています。これは、電気機器などが機器内部および外部からの妨害電磁波に対して、その機能・動作が阻害されないかを測定する耐性試験のことです。つまり、「IMPREX・IAS3000」を使っているときに、他の電気機器に影響をまったく及ぼさないし、他の機器からの影響を受けることもありません。人体に対する悪影響も皆無です。

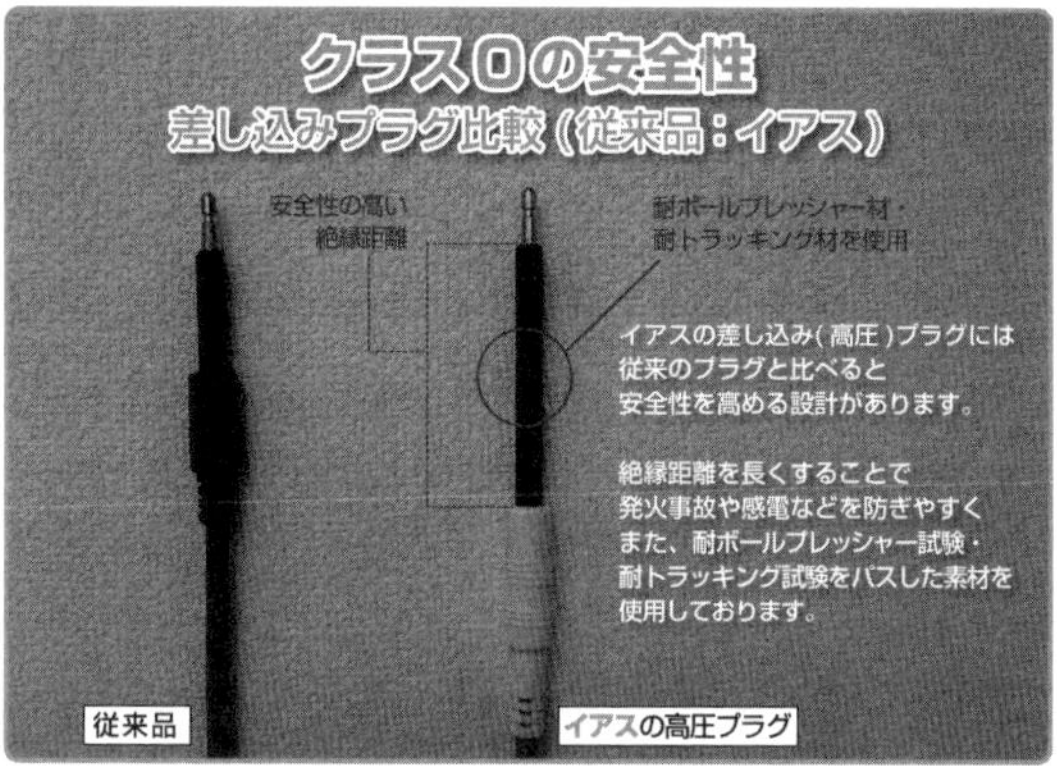
クラス0の安全性
差し込みプラグ比較（従来品：イアス）
安全性の高い
絶縁距離
耐ボールプレッシャー材・
耐トラッキング材を使用
イアスの差し込み（高圧）プラグには
従来のプラグと比べると
安全性を高める設計があります。
絶縁距離を長くすることで
発火事故や感電などを防ぎやすく
また、耐ボールプレッシャー試験・
耐トラッキング試験をパスした素材を
使用しております。
従来品
イアスの高圧プラグ

たとえば、差し込みプラグ1つ取っても、他社製品とは大きく違っています。「IMPREX・IAS3000」は従来製品よりも、絶縁距離を長く取ってあることで、発火事故や感電などを防いでいます。また、耐ポールプレッシャー試験や耐トラッキング試験をクリアした素材を使っています。その他、耐久試験、耐火・耐熱試験、耐圧試験、妨害電波試験、スイッチ動作試験、温度上昇試験などすべてをクリアしています。

細かいようですが、こうした細部へのこだわりこそが重要なのです。

「IMPREX・IAS30000」は公的機関の検査よりも、はるかに厳しい基準を設けています。その厳正な検査をクリアした製品だけを世に送り出しているのです。

・耐圧試験では、三〇〇〇Vの電圧を負荷して、「漏電しないか」「破損しないか」を検査しています。

・耐久試験では、一〇%増の過電圧による長期性能検証を行っています。

・耐久試験では、高電圧を長時間負荷するテストを行っています。一五五〇〇Vの電圧を1か月以上継続通電して、異常が起きないかを検査しています。

・耐火、耐熱試験

・耐圧試験

・燃焼、耐熱

・妨害電波

・スイッチ動作

・温度上昇

・燃焼試験、耐熱強度試験

これだけ厳しい試験にクリアした電位治療器だから、丈夫で長持ち、そして、安全で安心、さらに高い効果が期待できるのです。

通電率が高いこと！

電位治療器内でいくら高い電界を発生させたとしても、それが正常に人体に伝わらなくては意味がありません。粗悪部品を使った電位治療器は、電子がいたるところから逃げてしまい、効果が半減してしまいます。

コスト優先で、海外の安い部品を仕入れて日本で組み立てている治療器もあります。なかには、表面にヒビが入ってしまったり、五年一〇年と使ううちに効き目が落ちていくことがあるのです。

「IMPREX・IAS30000」は、すべての部品を日本メーカーにこだわって採用しています。オールメイドイン・ジャパンの製品なのです。部品1つ1つの生産工場、すべてを日本製にこだわった電位治療器は私たちの知る限りでは、この「IMPREX・IAS30000」だけです。

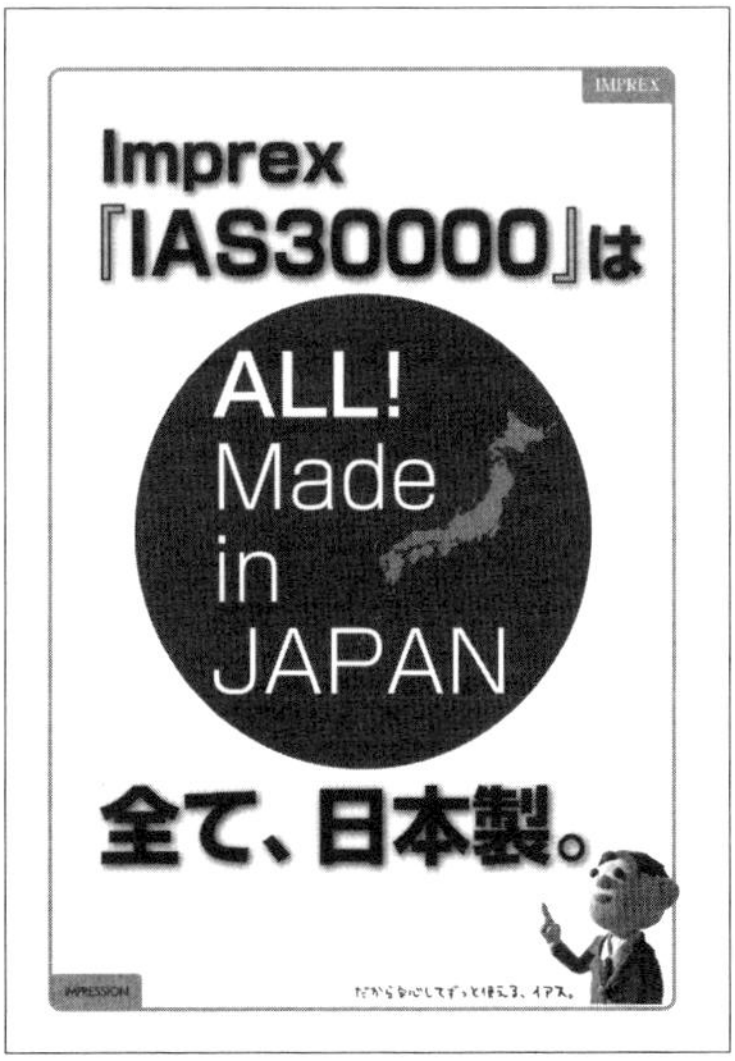
IMPREX
Imprex
『IAS30000』は
ALL!
Made
in
JAPAN
全て、日本製。
IMPRESSION

さらに、通電率の高い特殊シートを使っています。一般的な電位治療器の数千倍から数万倍（ＩＭＰＲＥＸの従来品との比較）の通電率を実現しています。通電シートには銀蒸着の特殊ポリエステルを使用していますが、通常のカーボン製と比較すると、通電率が一万倍から二万倍多く流れることがわかっています。これはトップクラスの技術力です。

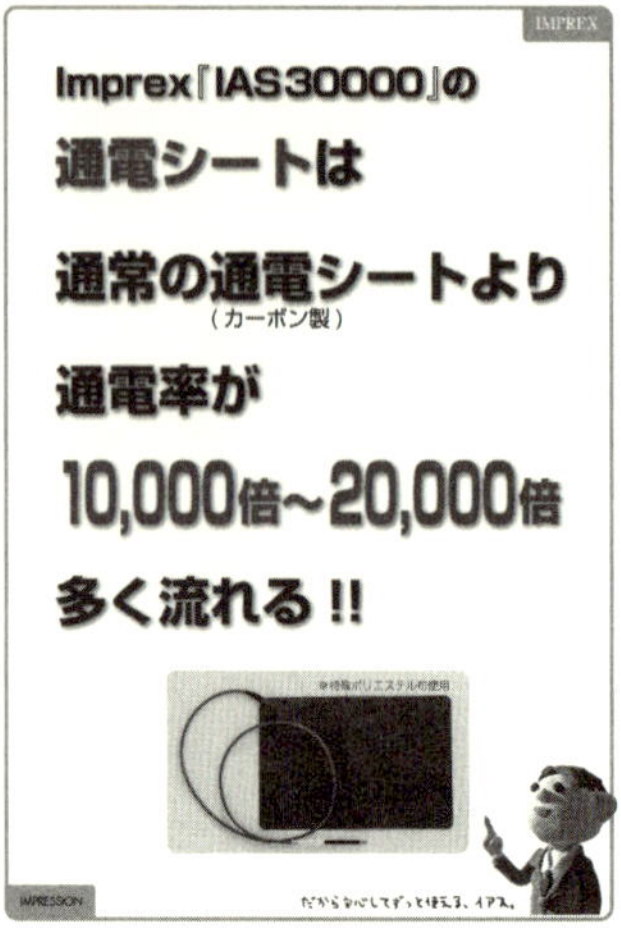
IMPREX
Imprex「IAS30000」の
旧製品との比較でわかる!
電子のココがほんとに凄い!!①
通電シートは
通常の通電シートより
（カーボン製）
通電率が
10,000倍～20,000倍
多く流れる!!
そして安全性は業界No.1!!
IMPRESSION

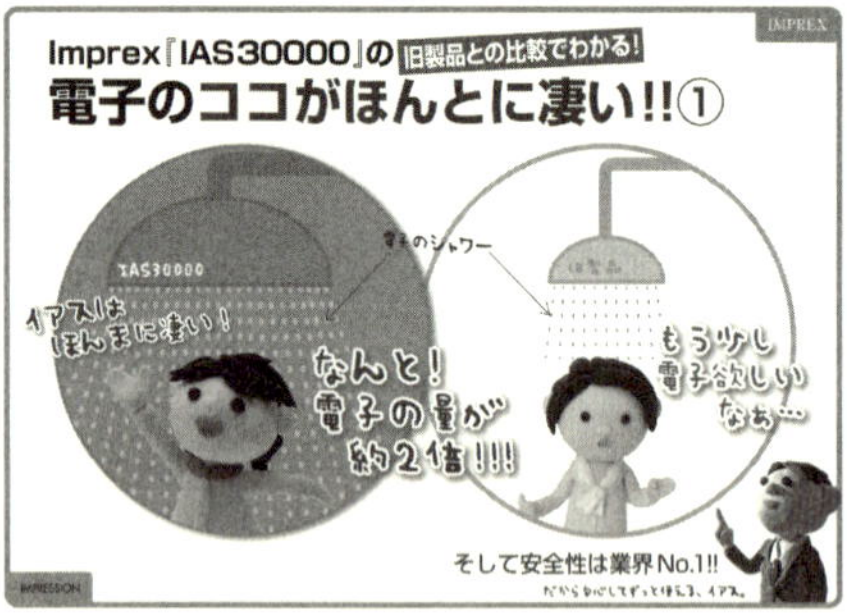

さらに、二五Ｈｚが、一秒間に五〇回以上の間欠通電を行います。通電シートの通電率とのダブル効果で、電子の量が約二倍違います。

製造工場は株式会社リブレックスという会社です。五〇年以上も前から群馬県高崎市で医療用機器を製作している伝統のある会社です。一九九三年には発明協会から発明奨励賞を授与されています。九四年には、奨励功労賞を受賞しています。九八年には特許庁長官より表彰されています。

全国五〇〇〇以上の病院やクリニックなどに医療機器を導入していますので、医療現場の高い要求に応えるたしかな技術力を持った工場です。

「私たちは、病院向けの電位治療器を製造し納品しています。病院では、さまざまなテストをして検査します。素人の評価とはくらべものにならないくらい高い要求を突き付けてこられます。治療効果がないと即いらないと言われてしまいます」

工場のスタッフはそう語ってくれました。そんな厳しい世界で磨き抜かれた技術力で作られたのが「ＩＭＰＲＥＸ・ＩＡＳ３００００」なのです。

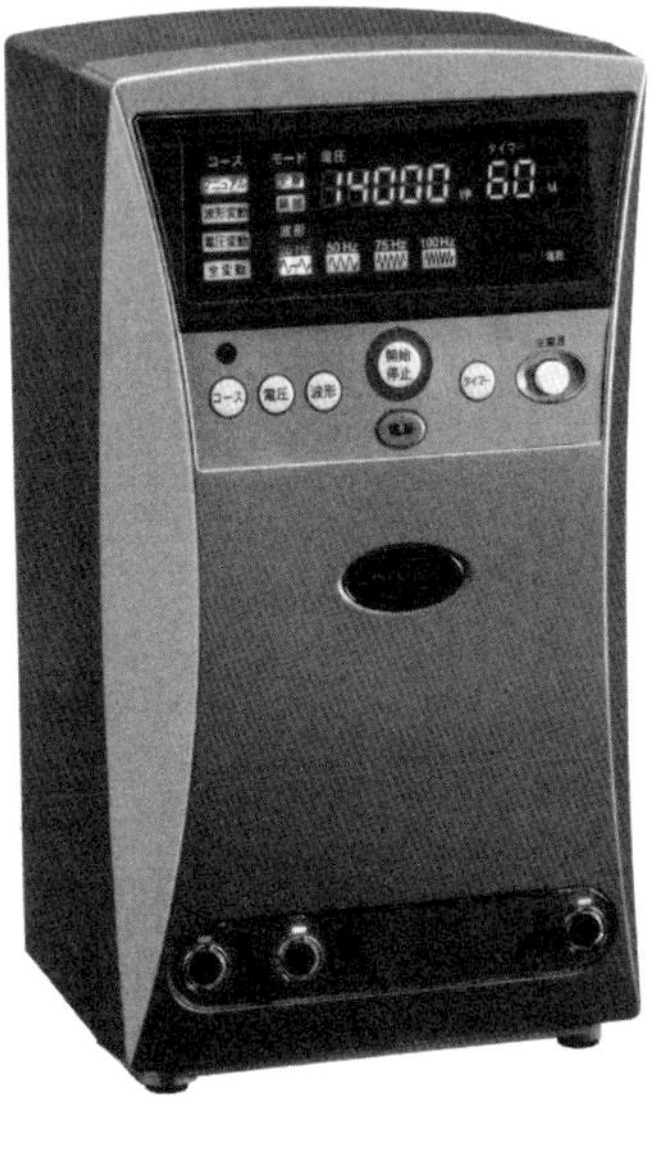

第3章

自分に合った電位治療器かをチェックすること

どんなに素晴らしい電位治療器でも、自分に合っていなければ意味がありません。いくら性能がよくても効果は期待できないでしょう。

自分に合っているかどうかは、やはり、自分で試してみるしかありませんが、電位治療器は一回や二回では効果のほどが、なかなか出てこないことがあります。個人差がありますので、たった一回で、体調の改善を経験するかもしれませんが、効果が出ないからといってすぐにあきらめてしまうのも、もったいない話です。

そこで考慮に入れていただきたいのが、豊富な治療モードがあるかどうかです。治療モードが一つしかない機器だと、それが自分に合わなかったら、もう、お手上げです。しかし、豊富な治療モードが選べる機器だったら、いろいろ試すことができます。

電位治療器は、電子の量が重要だということは、先にお話ししました。「ＩＭＰＲＥＸ・ＩＡＳ３００００」は通常の約二倍の電子が流れます。

実は、電子の量と同様に、周波数も重要な要素なのです。「ＩＭＰＲＥＸ・ＩＡＳ３００００」は、その周波数にこだわっています。

「ＩＭＰＲＥＸ・ＩＡＳ３００００」は、「人体の刺激共鳴周波数に合わせた周波数を用いている」のです。

【人体の刺激共鳴周波数（一例）】

・二五Hz 消化器系神経系の治療
・五〇Hz 血液循環系の治療
・七五Hz 呼吸器系の治療
・一〇〇Hz 痛み系の治療に効果があるといわれています。

さらに、人体の全ての組織は、共鳴する固有の周波数を持っています。低周波音響振動療法により、それは証明されています。人の筋肉組織の音響振動共鳴レベルは、〇Hz～一〇〇Hzです。

・二七Hz～六四Hz 大腿部、腰、背中、肩、首等
・二七Hz～三八Hz 不眠、筋肉の腫れ、炎症
・四八Hz～五五Hz 喘息
・五〇Hz生理痛、五二Hzてんかん、六〇Hz痙攣、八八Hz偏頭痛

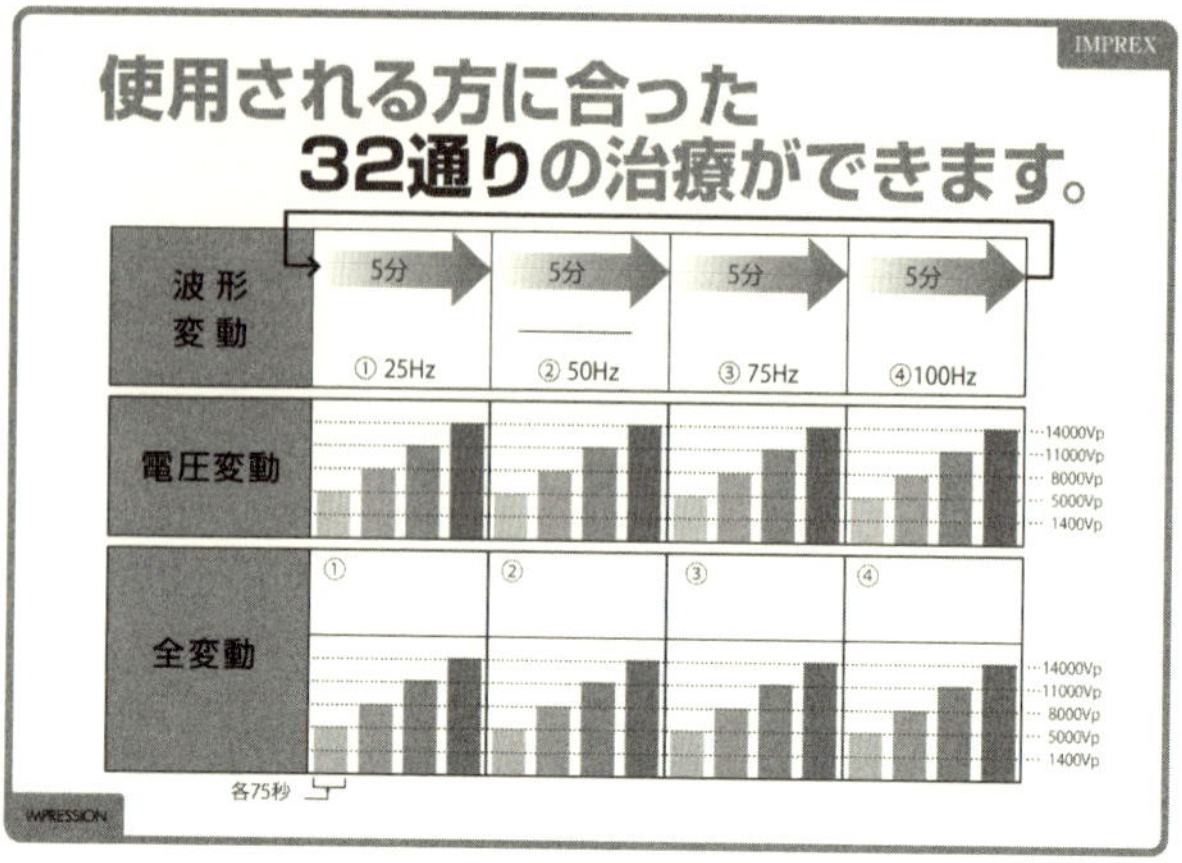

「ＩＭＰＲＥＸ・ＩＡＳ３０００」は三十二通りの治療モードを選ぶことができます。

まず、出力波が四種類（二五Ｈｚ、五〇Ｈｚ、七五Ｈｚ、一〇〇Ｈｚ）あります。これは周波数変動の特殊波形で、業界でも珍しいこの製品の大きな特長となっています。

さらに出力電圧が五段階（一四〇〇Ｖｐ、五〇〇〇Ｖｐ、八〇〇〇Ｖｐ、一一〇〇〇Ｖｐ、一四〇〇〇Ｖｐ）、そしてタイマーが七段階（一〇分、二〇分、三〇分、六〇分、四時間、六時間、八時間）にそれぞれ設定できます。

これにより、体力と体調に合った最適で効果的な治療を受けることができるのです。

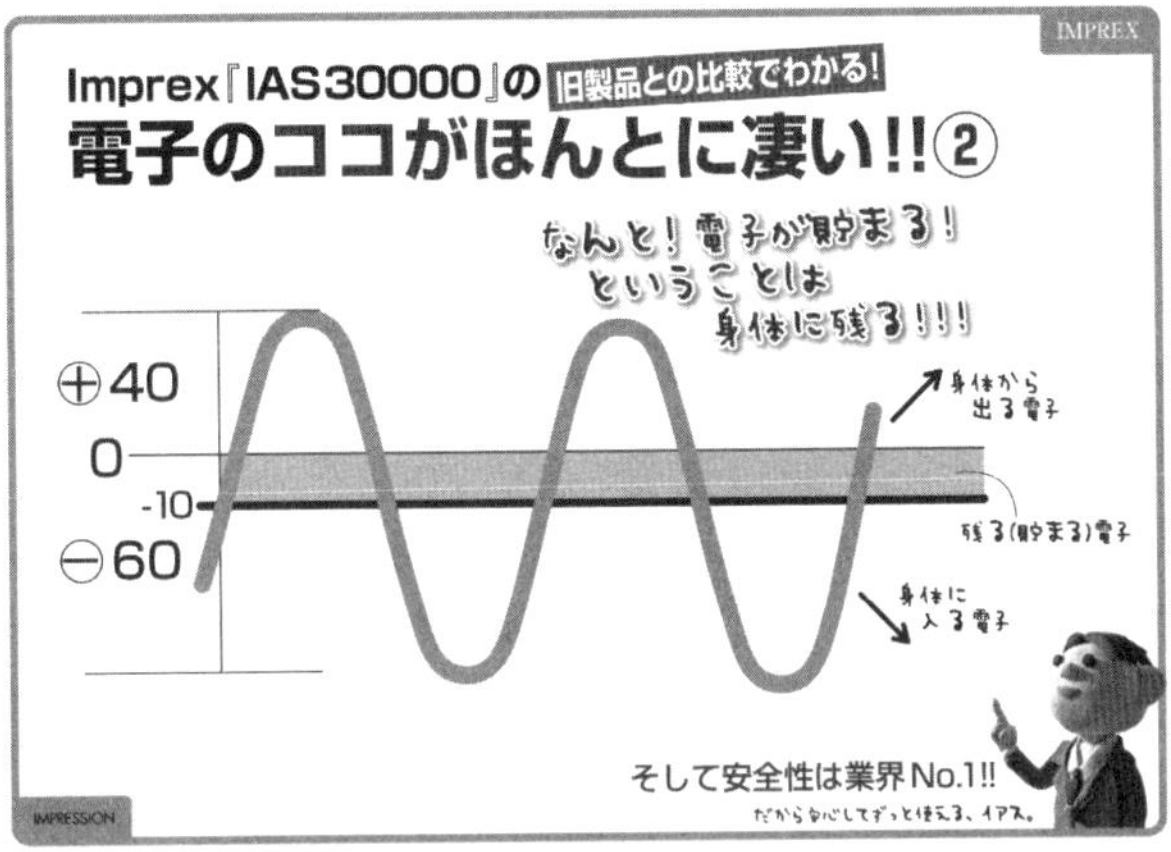
IMPREX
Imprex『IAS30000』の 旧製品との比較でわかる!
電子のココがほんとに凄い!!②
なんと!電子が貯まる!
ということは
身体に残る!!!!
⊕40
0
-10
⊖60
身体から
出る電子
残る(貯まる)電子
身体に
入る電子
そして安全性は業界No.1!!
だから安心してずっと使える、イアス。
IMPRESSION

「IMPREX・IAS30000」の大きな特長がもう一つあります。それは、マイナスとプラスの比率が六〇：四〇になっていることです。電位治療器の欠点は、通電時に人体でドロップしてしまうことなのですが、それらを克服した比率が「六〇：四〇」だったのです。つまり、「マイナス六〇：プラス四〇の比率は、電子を体内に貯めておくことが出来る」のです。

丈夫で長持ちすること

すぐに壊れてしまうような電位治療器では困ります。やはり、丈夫で長持ちしてくれる製品でなければいけませんが、長持ちするかどうかは、購入時に判断することができません。

そこでポイントとなるのが、アフターサービスが充実しているかどうかです。後々まで面倒をみてくれる会社かどうかも重要なポイントとなります。

ただ、アフターサービスが充実しているといっても、販売会社が一年か二年でなくなってしまったら、修理をお願いすることができなくなってしまいます。

ですから、購入するときは、販売会社をチェックする必要があります。そのときの基準は三つ。

「全国規模で展開しているかどうか？」

「導入実績がどれくらいあるか？」

「医療専門家に認められているか？」

その点「ＩＭＰＲＥＸ・ＩＡＳ３０００」は全国規模で展開しています。体験会場も全国八〇カ所以上にあります。購入した人だけでなく、有償で体験していただいている人は全国に広がっています。有名なボクシングジムやベースボールクラブ、オリンピック選手なども、リハビリや体調管理のために「IMPREX・IAS30000」を利用いています。導入実績としては申し分ない製品です。

また、「IMPREX・IAS30000」は、そもそも開発段階から医療スタッフがプロジェクトに参加しています。整形外科医、リウマチ科医、内科医、鍼灸師、柔道整復師、プロスポーツトレーナーなどが、専門知識と経験を結集して納得できる電位治療器を作り上げたのです。

IASとは、ギリシャ神話の『治療の女神』であるIASOから命名しました。IASOは『病気回復・癒しの女神』です。

「IMPREX・IAS30000」の開発コンセプトは、『安心して、ずっと使える』ということです。

・「お客様」の立場になって考え、「本物」の部材、「実績」のあるメーカーの選択。
・「公的機関」と「第三者認証機関」による、製品認証を取得。
・二〇一一年九月改定の最新規格に適合。
・「グレード」の高い試験・検査のクリアー等々。

『必ず効果の出る商品にする！』という想いで開発した製品なのです。

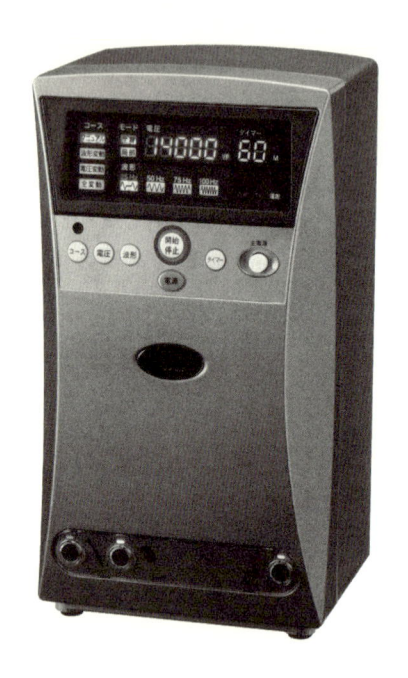

ＩＭＰＲＥＸ・ＩＡＳ 30000

第5章

元気で長生きするために必要なことは?

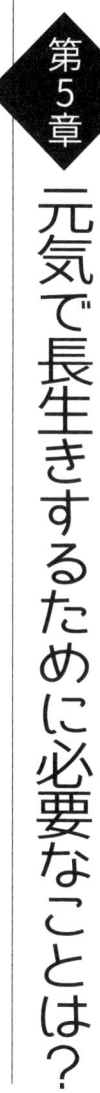

第5章では、電位治療法以外の健康法をご紹介したいと思います。

元気で長生きするために何をすればいいのか、あるいは、何をしてはいけないのか、参考にしていただければ幸いです。

具体的な健康法をいくつかご紹介しますが、自分には合わないなと思ったら無理にする必要はありません。

「これをやらなければ！」

という思いが強くなると、それがストレスになってしまう可能性がありますので、くれぐれも無理をしないのが一番です。

人は病気になってみないと健康のありがたみがわかりません。だから、予防となると、どうしても億劫になったり怠けたりしてしまうものです。元気で長生きするためには、予防が大事になります。そして、その予防には継続が必要です。ですから、無理なく続けられるものを選ぶ必要があるのです。

長生きするための5つの秘訣

ただ長生きするだけでなく、亡くなる直前まで元気に生活したいものです。「病気に苦しむことなく、元気に長生きし、病まずにコロリと死のう」という標語を「ピンピンコロリ（ＰＰＫ）」といいます。ピンピンコロリが、理想的な生き方だとして、全国に広まりました。

ピンピンコロリというのは、長野県ではじまった運動です。長野県下伊那郡の北沢豊治さんが「健康長寿体操」を考案し、学会で「ピンピンコロリ運動について」と題して発表したことがきっかけで全国に広まりました。

もともと、長野県は健康に意識の高い地域で、医師やボランティアの方々が、ご年配の家々を廻って、健康的な食事や養生法などを指導していました。その甲斐あって、長野県は日本一の長寿県になっています。

長野県の取り組みのなかから、長生きする秘訣を5つご紹介しましょう。

★秘訣1／野菜中心の食事をする。

長野県は、野菜の摂取量が多く、味噌や野沢菜などの発酵食品の消費が多いことがわかっています。しかも、外食店はそば屋が多く、ファーストフード店が少ないのです。子どもが大好きなハンバーガーやポテトフライなどは健康の敵です。肥満のもとですし、生活習慣病の原因にもなっています。

★秘訣2／塩分をひかえめにする。

実は、長野県は五〇年ほど前までは、脳卒中の死亡率が毎年トップクラスでした。大きな原因は塩分の摂取量が多いことでした。

長野県は海に面していませんし、冬は雪深く厳しい環境です。食べ物を保存するために塩辛い料理が多かったのです。それが高血圧を引き起こし、脳卒中につながっていたわけです。

★秘訣3／予防医学を取り入れる。

多くの医師が長野県を視察して驚くのは、予防医学への理解の深さです。保健師や保健指導員が他県に比べると数段多く、地域ぐるみで予防医学を実践しています。

県内に一万人以上もいる保険指導員たちが、自分の家族や近隣に、勉強会で学んだ知識を伝えているのです。減塩のみそ汁に野菜をたっぷり入れた食事をすすめたり、各種のイベントや啓蒙活動を行っています。

長野県にはガンセンターがないのに、ガンの死亡率が全国で最も低いのは、予防医学を実践しているからです。元気で長生きするには、予防がもっとも重要だということです。

★秘訣4／毎日運動をしている。

「ピンピンコロリ体操」というのがあります。これは体が多少不自由な方でも誰でもできる簡単な体操です。筋肉は使わないとどんどん衰えていきますから、無理しない範囲で動かすことが大事です。

「ピンピンコロリ体操」をご紹介しましょう。

①椅子ウォーキング
椅子に座って、足踏みするだけの運動です。これを約五分間行います。

第5章

②足首交差

これも椅子に座ったまま行います。手は椅子の横を持ち、両膝は直角に曲げて、膝の間は握りこぶし二個分あけて足首を交差させます。そして、前になる足のアキレス腱と、うしろになる足の甲をくっつけて押し合います。

これは、動かない筋トレで、安全で効果的なトレーニングです。

③椅子上体倒し

椅子に座りながらのストレッチです。両膝を大きく開いて座ります。手を足の内側にそってすべらせながら上体をゆっくり前に倒していきます。倒しきったら一〇秒から一五秒リラックスして力を抜きます。それから手をひざにおいてからゆっくり上体を起こします。

★秘訣5／生きがいを持つ。

生きがいがあるかないかが、寿命に大きく影響します。毎日、人とまじわり、変化のある生活を送り、感動したり、ときめいたりすることは、脳が若返ります。

「日々、何かすることがある」という状況がいつまでも健康でいられるもっとも重要な秘訣です。
長野県はシニアの就業率が高く、畑仕事に精を出す人が多く見受けられます。公民館や博物館の数、ボランティア参加率、旅行や行楽を楽しむ人の割合がすべて一〇位以内に入っているのです。

その他、長野県の環境が長寿に影響を与えているという医師もいます。長野県は、日本アルプスや八ヶ岳など、日本を代表する高山に囲まれています。ほとんどが標高三〇〇メートル以上に位置しているのです。

いわば、スポーツの高地トレーニングを毎日、やっているようなものです。高地は気圧が低く、血液中の酸素濃度が下がります。そうなると、細胞内のミトコンドリアが少ない酸素で効率よくエネルギーを生成しようと活性化するのです。

通常、年を取るごとにミトコンドリアの働きは低下するのですが、高地にいる長野県の人たちは、高地トレーニングのおかげで、ミトコンドリアの働きが数倍高いわけです。

おまけに、冬の冷え込みが厳しく、昼夜の温度差がかなりある長野県は、野菜や植物が強く育ちます。栄養価も高く抗酸化作用や免疫力を高める栄養素を多く含んでいるのです。

「食事を変えるのは、面倒臭いなぁ」

「予防は苦手だなぁ。病気になってから考えればいいや」

「毎日体操するって言っても、三日坊主で終わりそうだなぁ」

「生きがいを持てっていわれても、いったい何をすればいいのかわからない」

そんな声も聞こえてきそうです。

あくまでも、この5つの秘訣は、長野県が取り組んで成果をあげた方法にすぎません。実践するかどうかは自由です。

全部やる必要はありません。自分にできそうなことだけを取り入れればいいのです。三日坊主でやめてしまったら、それでもいいじゃないですか。

できなくて、クヨクヨしていることのほうが、よほどストレスになります。いつまでも元気で、自分の体で動く喜びをかみして生きていくには、そんなストレスなど抱える必要はないのです。

病気にならない食生活とは？

日本人の三大死因は「ガン」「脳血管疾患」「心臓病」です。そして、肥満、高血圧、脂質異常症、糖尿病などの「生活習慣病」が三大死因を引き起こす原因になっています。

生活習慣病とは、食事や飲酒、喫煙、運動、ストレスなどの「生活習慣」が発症・進行の原因となっている病気の総称です。具体的な病名としては、糖尿病、高血圧症、脂質異常症、肥満、心臓病、脳卒中などがあげられます。

生活習慣病の進行には、次の五つの段階があります。

- 第1段階：不適切な食生活、運動不足、喫煙、過度の飲酒、過度のストレス
- 第2段階：肥満、高血圧、脂質異常、高血糖
- 第3段階：肥満症（特に内臓脂肪型肥満）、高血圧症、脂質異常症、糖尿病
- 第4段階：虚血性心疾患（心筋梗塞・狭心症）、脳卒中（脳出血・脳梗塞等）、糖尿病の合併症
- 第5段階：半身の麻痺、日常生活における支障、認知症

生活習慣病の怖いところは、本人に自覚がないことです。第4段階になってはじめて気づくことも少なくありません。第5段階になって病院へ行っても、一生車椅子の

生活を余儀なくされるかもしれませんし、糖尿病の合併症で「目が見えなくなる」とか「腎臓が悪くなって人工透析を受けなければいけなくなる」とか、生活にかなりの支障をきたすことがあります。

腎機能が低下しても、人工透析を受ければ大丈夫と思っていませんか？　実は「人工透析は地獄の苦しみ」と言われています。透析には、毎週三回、五時間ほどかかります。人工透析を受けることで、本来の腎臓の機能は完全に荒廃し、機能が事実上なくなってしまうのです。そうなると透析を受けないと一〇〇％死にます。

「病気になったら病院へ行く」というのは当たり前の考え方ですが、病気の自覚症状が出てからでは遅いのです。日頃の予防が大事なのです。

日本は医療大国です。最先端の医療が充実しています。ですから、病気になって病院へ行けば、いくらでも延命治療してくれます。食事ができなくなったら「胃ろう」措置をしてくれます。胃にチューブを差し込んで、食べ物や水分や医薬品を流入して、栄養分を体内に送り込むのです。呼吸ができなくなっても、人工呼吸器を使ってくれます。そうやって、一〇年でも二〇年でも生き延びさせてくれるのです。

しかし、そういう生き方は嫌ですよね。生きている限りは、自分の体で動きたいですよね。おいしい空気を自分の肺で呼吸したいですよね。おいしい料理を自分の口で咀嚼し、自分の胃で消化したいですよね。

何度も、言いますが、そのためには、日頃の予防が大切なのです。病気にならないための生活習慣をぜひ、身につけてください。

生活習慣病にならないための食生活のポイントは次の五つです。

①動物性脂肪に注意する。

動物性脂肪の多い食べ物をとりすぎると、血液中のコレステロール値が増え、脂質異常症のリスクがあります。脂質異常症は動脈硬化につながるといわれています。また、洋菓子に使われている動物性脂肪にも気をつけましょう。

動物性脂肪の多い食べ物には「肉類、卵、乳製品、チョコレート、ケーキ、アイスクリームなどの洋菓子類」などがあります。

②コレステロールの高い食品に注意する。

コレステロールの高い食品は、脂質異常症のリスクが高まります。とりすぎには十分注意しましょう。

コレステロールの高い食品には「肉の脂身やレバー、卵黄、うなぎ、干し魚、バター、いくら、すじこ、たらこなどの魚卵、いか、えび、貝」などがあります。

③糖分・アルコールをとりすぎないこと。

糖分のとりすぎは肥満や糖尿病にもつながります。アルコールは、飲み過ぎると、代謝を担う肝臓に負担がかかり、アルコール性肝疾患につながります。肥満症、高血圧、糖尿病、心疾患、脳血管疾患のリスクもあるといわれています。

④ジャンクフードを控える。

高カロリー、高塩分の食べ物をジャンクフードといいます。ハンバーガーやアイスクリームやスナック菓子などです。とくに塩分が増えると、高血圧になる恐れがあります。高血圧は肥満によってもリスクが高まります。肥満につながる脂肪分のとりすぎにも注意が必要です。高血圧が進行すると、脳梗塞や脳出血、動脈硬化、心筋梗塞につながります。

⑤食物繊維を多くとる。

食物繊維は、ごぼう、切り干し大根、ほうれん草、ブロッコリーなどの野菜や、ひじき、わかめ、昆布などの海藻類、大豆、豆腐などの豆・豆加工品類、しいたけ、しめじなどのきのこ類に多く含まれています。コレステロール値を下げたり、有害物質を排出させたりする働きがあります。

薬と上手に付き合う方法

日本人は薬が大好きです。世界でも有数の薬の大量消費国です。世界に流通している薬の約二〇%から三〇%を日本人が消費しているといわれています。インフルエンザの処方薬タミフルにいたっては世界の消費量の七〇%が日本で消費されているのです。世界の人口の約二%にも満たない日本人が、世界の二〇%以上の薬を消費しているなんて、どういうことでしょうか？

答えは簡単。病院へ行けば、薬を出すからです。患者に選択肢はありません。日本の病院は、一〇〇%必ず薬を処方します。患者のほうも、病院へ行けば薬がもらえるというのが当たり前になっています。

風邪でもひくと、家族が心配して「病院へ行って、薬をもらっておいで」と言います。「注射打ってもらえばすぐ治るよ」と慰めてくれます。そうやって、日本人は薬漬けになってしまっているのです。

薬に頼ってしまうといくつかの弊害が起こります。まとめると次の3つになります。

◉弊害1／薬には副作用がある。

副作用のない薬はありません。漢方薬でも副作用はあるのです。そもそも、日本の薬事法で「薬」の定義として「副作用があるもの」と明記してあります。副作用がないものは食品として扱われます。

たとえば、ペニシリンなどの抗生物質や解熱鎮痛薬などには、アナフィキラシー・ショックを引き起こす事例があります。のどが腫れて呼吸困難に陥ることがあるのです。

軟膏、クリーム、ローション、テープなどに使われている各種ステロイド外用薬には、ステロイド皮膚症の副作用があります。少量を短期間使用するのは問題ありませんが、長期間大量に使用すると、ニキビや肌荒れ、毛細血管が浮き出たり、さざ波状のシワがでるなどの皮膚症状があらわれます。

他にも副作用をあげたらキリがありません。とにかく、薬には副作用があるということを忘れないでください。

◉弊害2／症状を抑えたことのシワ寄せがくる。

薬は、痛みや腫れなどの症状を抑えます。たとえば、頭が痛くて熱が出たとき解熱剤をのむとすぐに熱は下がり、痛みがやわらぎます。

体温計で熱を測って三七度を越えると、あわてて病院へ行き、薬をもらったり注射してもらったりします。

しかし、そこには大きな弊害があるのです。

そもそも発熱というのは、ウィルスや細菌など、有害なものが体内に入ってくると、私たちの免疫システムが反応して、熱を出すわけです。ウィルスは高温の状態だと増殖しにくく、死滅していく可能性が高まります。

逆に、人間の免疫力は体温が高い状態だと向上しますので、私たちにとっては有利な環境なのです。

それを、解熱剤で熱を下げてしまうとどうなるでしょうか？

ウィルスが減少していく速度が遅くなるという弊害が生じます。

他にも、症状を薬で抑えることの弊害がたくさんあります。ここで、そうした弊害をすべて列記していたら、本のページが何枚あっても足りないくらいです。

病院では、そうした説明はしませんが、薬を服用するとそうした弊害があることを忘れないようにしましょう。

◉弊害3／自然治癒力が低下する。

人間には自然治癒力があります。薬はウィルスや細菌を減少させる働きはありますが、ダメージを受けた部分を蘇生させる力はありません。病気はすべて、人間の持つ自然治癒力が治しているのです。

なのに、薬によって、症状を抑えてしまうものですから、体は、「あれ？ ウィルスがいなくなったぞ。もう、働かなくていいんだな」と勘違いしてしまい、自然治癒力を発揮しなくなるのです。

病気になったらすぐに薬を服用するという習慣を続けていたら、自然治癒力はどんどん弱くなります。

こうした弊害を避けるためには、まず薬に対する認識を変えることです。ここにあげた弊害すら知らなかったという人も少なくありません。

もしも、周囲に薬の知識の乏しい人がいたら、ぜひ、教えてあげてください。

「病気をしたらすぐ薬をのむようなことをしていると、肝心な自然治癒力が低下するんだよ」

「病気は人間の持ってる自然治癒力が治すんだよ。薬が治すんじゃないんだよ」

そんなふうに話すといいでしょう。

ですから、薬は、どうしてものまなければ命が危険にさらされているという緊急のときにだけのめばいいのです。熱が出て、どうしても我慢できなくなったら致し方ありませんが、なるべく薬に頼らずに生きていきたいものです。

薬と上手に付き合うには、まず薬には弊害があることを知りましょう。そのうえで、どうしてもという緊急のときだけ服用するようにするといいでしょう。

なぜ生活習慣病は薬で治らないのか?

生活習慣病は、病院では治りません。薬を飲んでも治らないのです。

「いやいや、病院へ行って薬を飲めば治るでしょ」と反論する人もいるかもしれません。申し訳ございません。それは、単なる思い込みです。

病院で手術するのは、悪性のガンを切って取りのぞいているだけですし、薬は痛みを抑えているだけです。ウィルスや細菌が原因の病気ならば、薬で治すことができますが、生活習慣病はウィルスや細菌が原因ではありません。不規則な食生活や運動不足、喫煙、アルコールなどの日常の習慣から生じる病気なのです。薬で治しているわけではありません。

たとえば、「高脂血症」という生活習慣病があります。コレステロール値と中性脂肪の値が高く、血管の動脈硬化が進み、心筋梗塞や脳卒中などを引き起こす怖い病気です。

病院へ行くと「高脂血症」の患者には、コレステロール値と中性脂肪の値をコントロールする薬が処方されます。この薬を飲むと正常な値になりますが、「高脂血症」

という病気が治ったわけではありません。コレステロール値と中性脂肪の値が正常になっただけです。

この薬を飲むのをやめると、また元の異常値になってしまいます。そうなると、薬を飲み続けなければいけなくなります。薬を飲み続けることは、異物を体内に入れ続けることです。生活習慣病の症状を抑えるための継続的な服用は、大きな危険性をはらんでいます。

薬は根本の治療にはならないということです。しかも、体にダメージを与えてしまいます。

体へのダメージのひとつに、薬が酵素を大量に消費することがあげられます。人間が生きていくうえで、体内にある酵素は、食べ物の消化、アルコールの分解、血液の生産、皮膚の新陳代謝など大切な役割を果たしています。

酵素には、もとから体に備わっている「体内酵素」と、食べ物から取り入れる「食物酵素」の二種類があります。

「体内酵素」は食べたものを消化・吸収する「消化酵素」と、身体を正常に動かす機能を保つ「代謝酵素」に分けられます。「消化酵素」と「代謝酵素」は互いに密接な関係にあり、前者を使いすぎると後者が不足してしまうのです。

人間にとって異物である薬は、食べ物と同様に体内で消化・吸収されますが、体は異物の分解に慣れていないため、それらを効率良く行うことができません。さらに、薬の解毒をする必要もあり、より多くの酵素を消費することが必要になるのです。「消化酵素」を大量に使用すれば、連動して「代謝酵素」も減少していきます。代謝が悪くなれば、体温の低下と血流の悪化につながり、最終的には免疫力の低下をもたらします。血流が悪くなると、血液によって全身に運ばれる免疫機能を持つ白血球の働きが鈍くなってしまうからです。

生活習慣病は薬で治らないどころか、その薬でさらに体を悪くする危険性があるのです。

生活習慣病は、これまでの生活習慣が原因ですから、治すなら、生活習慣を改善するしかないのです。

「栄養バランスのとれた食事をとること」

「飲酒は適量にすること」

「適度な運動をすること」

「禁煙をすること」など、健康的な生活習慣を身に付けましょう。

生活習慣病は痛みなどの症状が出ないことが多く、数年から数十年の時間をかけて少しずつ悪くなります。

不調を感じて病院に行ったときには合併症を引き起こし、命に関わる状態になっていることが少なくありません。

いうなれば、積もり積もったものが、体を蝕んでいるわけです。たとえば、心筋梗塞は、発症前に高血圧や高血糖、脂質異常症などが長年潜んでいることが多く、それが積もり積もって発症することが知られています。

日頃の生活習慣を見直すことからはじめてみましょう。

予防することの大切さ

日本は超高齢化社会です。「超」がつくくらいの高齢国家なのです。

また、少子化も深刻です。シニア世代を支えるための負担が大きくなっています。一九六五年には六五歳以上のシニア一人を二〇歳から六四歳までの現役世代九人で支えている状態でした。しかし、二〇一二年にはシニア一人を二・四人で支えている状態です。さらに二〇五〇年にはシニア一人に現役一人という割合になるそうです。若い人たちが、シニアを養うことができなくなっています。このことから、元気なシニアが社会的にも望まれているのです。

若い人たちに負担をかけず、シニアも自分のことは自分でする。自分の医療費や生活費は自分で稼ぐ時代だということです。病院で高額な治療を受けたり、大量の薬を処方してもらって、医療費を使わないためにも、日頃から予防しておくことが重要なのです。

現在、日本人の死因の多くは生活習慣病に起因することは先に述べた通りです。生活習慣病ですから、生活習慣を改善すれば予防できます。

さらに、日本は世界から見ても自殺率トップ・テンに入る国です。毎年自殺者は三万人を越える勢いです。自殺までいかないにしても、精神的に病んでいる人はかなりの数にのぼります。

ですから、メンタルヘルス分野での予防も欠かせない時代です。

日本は長寿の国です。毎年のように平均寿命が過去最高を更新しています。二〇一六年の平均寿命は、女性が八七・四歳。男性が八〇・九八歳です。これは、国際比較では、香港についで二位という輝かしい記録です。

しかし、長寿の国だと喜んでばかりはいられません。健康寿命はいかがでしょうか。健康寿命というのは「健康で生きられる期間」ということです。二〇一三年に厚生労働省が調査したものが公表されています。それによると、女性が七四・二一年。男性が七一・一九年でした。

いくら長生きしても、その間、健康で元気に人生を楽しんでいなければ意味がないと思いませんか？

年配になると、介護が必要になったり、認知症になったり、病院に入院しなければいけなかったり、他人に迷惑をかける確率は高くなります。とくに家族に迷惑をかけてしまいます。

家族に迷惑をかけないためにも、日頃の予防が重要になるのです。

もしも、あなたが予防しないでいたらどうなるでしょうか？

暴飲暴食。不健康な食事。不規則な睡眠。ストレスにさらされた生活。病原菌の繁殖しやすい住環境。休息も取らずに働いたり、遊んだり。そんな生活を続けていたらどうなるでしょうか？

病気になってしまったら、体が思うように動かなくなります。目も見えなくなるかもしれません。やりたいこともできなくなるのです。

趣味の仲間の誘いを断らなければいけないかもしれません。外へ出るのが億劫になり、人とあまり会わなくなるかもしれません。人生の楽しみを半分あきらめなければいけなくなるのです。

もしも、ガンになったらどうなりますか？

厚生労働省の調査によると、一般的なガンの治療をした場合の平均治療費は約一〇〇万円です。入院の費用は一日平均一・六万円かかります。

平均入院日数は、ガンが四三・七日。脳卒中が七三・八日。心筋梗塞は二一・一日。肝硬変が五一・七日。腎不全が三六・四日。糖尿病が二九・八日。高血圧が二六・一日です。

四〇日入院すると、六四万円かかるわけです。

健康でいれば必要のないお金です。入院費だけで六四万円。ガンの摘出手術やら、放射線治療やら、抗ガン剤やらの費用が一〇〇万円。合計一六四万円。

寝たきりになったり、認知症になったりしたら、家族への負担は甚大です。経済的な負担だけでなく、精神的な負担もかかります。

健康維持のために日頃から予防しておけば、無駄な出費をしないですみます。ですから、予防にお金と時間をかけておくことは、家族や周囲の人々のためにもなるのです。

社会保障財源はさらに悪化する

国立社会保障・人口問題研究所は二〇一〇年度の社会保障給付費が前年度比三兆六二七二億円増（三・六％増）の一〇三兆四八七九億円となり、初めて一〇〇兆円を突破したと発表しました。さらに、二〇一五年度は、一一四兆八千億円になっています。

社会保障給付費というのは、シニア世代に支払われる年金や健康保険料、生活保護などの費用のことです。なかでも、もっとも多いのは年金費用で約五六兆円。次が医療費用で約三七兆円。介護費用が約二二兆円（二〇一五年度）。

これは国の金庫から出ていくお金です。では、入ってくるお金はどのくらいあるのでしょうか？

財務省のホームページに発表されている二〇一五年の決算額は、約一二八兆七千億円です。国の収入は、所得税や法人税、消費税などですが、その合計は約五六兆円。足りない分は、公債という名の借金でまかなわれます。

この国の借金は毎年返済していますが、ふくれ上がる一方です。残高が、なんと、一〇五三兆四六七六億円になっていると財務省が発表しています。もう、目がくらみそうな数字ですよね。

少子高齢化はますます進行します。そうなると、働く人が少なくなり、年金をもらう人が増えるのです。医療費や介護費用も増加することが予測されます。社会保障財源がさらに悪化することは火を見るよりも明らかです。

いったいどうなるのでしょうか？

国の借金は国内で回しているだけだから、心配ないという政治家や経済学者がいます。家計にたとえると、お父さんが、お母さんからお金を借りてるだけだから、お金を貸してるお母さんも、あまり厳しく取り立てるわけにはいかない、という論理です。

しかも、日本銀行が量的緩和政策で国債を大量に買い取っているので、政府の実質的な負債は減っているという人もいます。

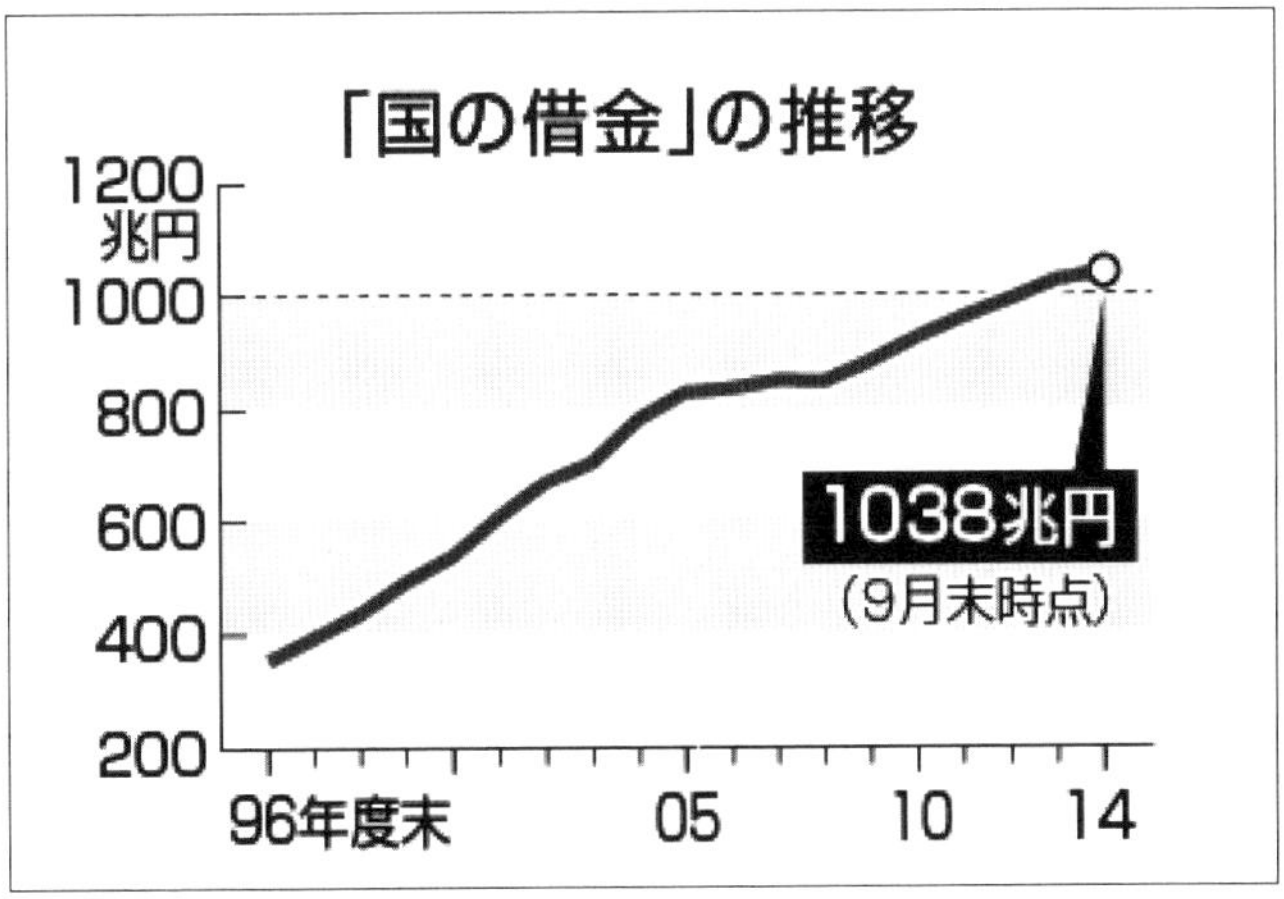

二〇〇六年に北海道夕張市が財政破たんしたことは記憶にあると思います。夕張市の人口は激減し小中学校は閉校。道路や橋なども老朽化していても修繕できずにボロボロになっています。市の職員も人員削減を余儀なくされました。

国が破たんするとどうなるのか、さまざまな情報が錯そうしています。日本が破たんするという人もいれば、破たんしないという人もいますし、破たんしたって大した混乱はおきないだろうという人もいます。何が本当のことか、誰にもわかりません。

ただ、準備だけはしておいたほうがいいのではないでしょうか？

公的なニュースで「明日は雨が降ります」と言っています。でも、一部の人たちが「いやいや、明日は雨は降らないから大丈夫」と言っていたとします。そんなとき、あなたは、明日、傘を持って家をでますか？　それとも、傘は持たずに出かけますか？

年金が削られるかもしれません。医療費も削られるかもしれません。先のことは誰もわかりません。大丈夫かもしれないし、大丈夫じゃないかもしれないのです。

そこで、大事なことは、そなえをしておくことではないでしょうか。

「降ってもいいし、晴れてもいいし、どっちみち、傘は持って出かけよう」

そんな心構えが必要なのです。

では、その準備とは、何でしょうか？

もしも、日本がデフォルトしたら、銀行口座は封鎖されるかもしれません。持っていたお金が紙切れになることも考えられます外貨で貯金をしておくという方法もありますが、いざというとき、お金は役に立たないのです。

一番のそなえとは、どんなときでも、元気に働ける健康な体を作っておくことではないでしょうか？

元気に働ける健康な体があれば、医療費や介護保険や年金を削減されても大丈夫ですから。いつまでも元気に動ける体を作っておきましょう！

第6章

自然治癒力を高める方法

自然治癒力とは？

自然治癒力とは、人間が本来持っているケガや病気を治す力や機能のことです。ケガをして血が出ても、しばらくすると、血液が凝固し、傷口もふさがります。時間が経過すると、ケガをした皮膚は元通りに再生されます。これが自然治癒力です。

「人間が生まれながらに持っている病に打ち勝つ力」

「生得的にそなわっている病気や環境に対抗する力」

「脳や免疫系、また心の作用による免疫システム」

そんなふうに自然治癒力を定義することもできます。

古代ギリシヤの医聖ヒポクラテスは「自然こそが最良の医者である」と言っています。医者の役割は人間の体が持つ自然に治癒しようとする力を助けることであり、医者は患者の体の働きをよく観察し、自然治癒力の妨げになっているものを取りのぞくことによって、結果として健康を取り戻すのです。

この自然治癒力は、ものスゴイ力を持っています。アメリカのジャーナリストのノーマン・カズンズの著書『笑いの治癒力』（岩波書店）によると、不治の病とされた難病・膠原病を自然治癒力で治したというのです。

ノーマン・カズンズ氏は、医者から「治る確率は五〇〇分の一です」と宣告を受けます。マニュアル本位の治療をする病院を抜け出し、ノーマン・カズンズ氏は、自分で考えた治療法で治すことを決意しホテル住まいをします。

部屋のテレビで毎日、コメディ映画を見て笑うのです。そして、ビタミンCの投与です。彼の考えた治療法はそれだけ。

その後、彼は膠原病から奇蹟的に回復し、雑誌編集長の仕事に戻りました。

その他、ガンを自然治癒力で治したという人たちはいっぱいいます。

日本ではガン治療といえば「手術で切り取る」「放射線で焼く」「抗ガン剤で毒殺する」という三つの選択肢しかありません。自然治癒力という選択肢はほとんどの病院では薦めないのです。

医者は、ガン患者に対して「治療法がない」と告げます。代替療法や統合医療などホリスティックな治療法はいくらでもあるのに、それを医者は患者に説明しようとはしません。

そして、「あと○ヶ月です」と余命宣告をするのです。余命宣告することで、医者のプライドは保たれます。そのとおりに、患者が亡くなれば、自らの予言の正しさが証明されて権威が高まりますし、予想に反して延命すれば、自分の手柄となり、患者に感謝されます。

これはスウェーデンの調査データですが、早期前立腺ガンの患者二二三人を『まったく治療せず』一〇年間、経過をみてみたのです。その間に一二四人が死亡しました。しかし、ガン死だったのは、わずか一九人でした。研究者たちは「手術による前立腺全摘は標準的治療とはいえない」と結論付けています。

世界中の医学論文のなかには、ガンが自然に治った事例がいくつもあります。しかし、自然治癒力で「ガンが絶対に治る」とは言えません。情報が氾濫していますので、冷静に判断することが肝心です。

二〇一五年に女優の川島なお美さんが肝内胆管ガンのために五四歳の若さでこの世を去りました。二〇一三年夏に腫瘍が見つかり、約一二時間にわたる腹腔鏡手術を受けましたが、その後は抗ガン剤や放射線による治療を拒否し、代替医療による健康維持に努めました。

もしも、抗ガン剤や放射線治療を受け入れていたら川島さんは、もっと長生きしたかもしれません。もしかしたら、完治したかもしれません。でも、それは、神のみぞ知り得ることです。

代替医療とは、いまだ有効性が科学的に証明されていないものも含めた多種多様な方法によって病気の治癒を試みようとする医療です。自然治癒力を高めることで病気を治すというものです。その実効性については諸説入り乱れていますが、代替医療に傾倒している人は数多く存在しています。

女優・エッセイストとして活躍する宮崎ますみさんは、二〇〇五年に乳ガンが発覚しました。ガンになった理由を自己分析し「さまざまな矛盾やエゴ、執着にがんじがらめになっていました。だから、その結果、乳ガンになったのだ」との結論に至ります。そして、すべての仕事をシャットアウトし人間に備わった自然治癒力を活かし、免疫療法などの代替医療によりガンを克服したといいます。その後は、ヒプノセラピー(催眠療法)の資格を取得しセラピストとしても活躍されています。

二〇〇八年に死去した俳優の緒形拳さんは、二〇〇〇年ごろから患っていた慢性肝炎が、肝硬変を経て肝臓ガンに進行しました。当初は手術や投薬治療を選択しましたが、その後は「命燃え尽きるまで俳優であり続けたい」という思いを強く待つようになり、長期入院を拒否しました。

そして、玄米菜食法(マクロビオティック)に徹する在宅治療を選択。体調が悪くても病院で点滴を受ける程度で済ませ、肝臓ガンに移行してからの五年間を自宅で過ごします。最後には肝臓が破裂していましたが、意識を失う直前まで会話していたといいます。

漫画家の赤塚不二夫さんは、一九九七年に病院で食道ガンであることを告知されます。医師から「二カ月後には食べ物がのどを通らなくなるよ」と手術を薦められましたが、拒否したそうです。

そして、代替医療に取り組みました。告知から二カ月半、食欲もおう盛で、五キロも太ってしまったといいます。しかし、その後、症状は悪化し、再入院し、手術を受けることになりました。ガンを患ってもタバコと酒をやめませんでした。ガンの告知後一〇年以上を生き、二〇〇八年に肺炎で死去しました。

医者が薦めるように、「手術で切り取る」「放射線で焼く」「抗ガン剤で毒殺する」の三大治療を受け入れるほうがいいのか、自分の自然治癒力を信じて代替療法を取り入れるほうがいいのか、賛否両論わかれるところです。

ただ、自然治癒力を高めておくことがポイントであることは間違いありません。そもそも自然治癒力が低い状態だと体力が持ちませんので手術できませんし、放射線治療も抗ガン剤治療も効き目は半減するでしょう。

代替療法で自然治癒力がちゃんと高まっていれば、ガンが治癒する確率は高くなります。さらには、そもそもガンにならない体を作ることができます。自然治癒力を高めることが、ガンに対する最大の予防なのです。

自然治癒力を高める10の方法

それでは、具体的にどのような予防をすればいいのでしょうか？

NPO法人ホリスティック医学協会が出版した『自然治癒力を高める生き方』（帯津良一監修／コスモトゥーワン）に、日々、どのようなことをすればいいのか、一〇か条が示されています。ここにまとめておきます。

①生命力を高める食習慣に変える。

主食は穀物。副食は野菜や海藻、魚介類、発酵食品など。それに一杯のみそ汁。このような伝統的な食事こそが、日本人の生命力を高めてくれる食べ物なのです。

②姿勢を整える。

日頃から、背骨の歪みを調整するバランス運動やストレッチなどを心がけ、骨盤に負担の少ない座り方をしたり、足に負担のかかる靴を避けるなど、意識して姿勢を整えるようにしましょう。

③呼吸を整える。

ゆっくりと深呼吸することで、自律神経を安定させることができます。体のなかの老廃物や毒素は、吐く息から排出されます。深呼吸を心がけましょう。

④心を落ち着かせる。

すべての病気の約八〇%が、交感神経優位が原因だといわれています。緊張したり、バリバリ仕事をしているときが交感神経優位の状態です。リラックスしている状態が副交感神経優位の状態です。日々の生活のなかで心を落ち着かせ、リラックスする工夫をしてみてください。

⑤適度な運動と快眠をとる。

日中の適度な運動は快眠を誘います。ウォーキングやストレッチなど軽めの運動を継続することで、全身の血流やリンパの流れをよくし、疲労の回復を早め、治癒力を高めてくれます。

⑥快い「場」での交流を大切にする。

ストレスを高めるような「場」に身を置いていると、万病を引き起こしてしまいます。快い「場」に身を置くことで、自然治癒力を高めることにつながります。

⑦喫煙・多量飲酒を控える。

ストレス解消のつもりでお酒を飲んでも、度が過ぎると、いつのまにか依存症になってしまいます。アルコール依存症にでもなったら健康障害だけでなく、家族にも多大な迷惑をかけることになります。

喫煙も同様に、周囲に迷惑をかけることになりますので、気をつけましょう。

⑧薬・抗生物質を乱用しない。

抗生物質を多用すると、リンパ球が減少して免疫力が低下します。免疫力が低下すると、ウィルスや病原菌が入りやすくなりますので、より強力な抗生物質を飲まなければいけなくなり、さらに免疫力が低下するという悪循環に陥ってしまうのです。

⑨自分にあった代替療法を活用する。

病院で受ける西洋医学は対処療法です。事故にあったり、倒れたり、緊急時や病気になったときにかかるものです。

ですから、病院へかからなくてすむように、日頃から予防をしておく必要があります。そのためには、日頃から代替療法を積極的に取り入れることをおススメします。

ただし、代替療法にもさまざまなものがあります。マッサージ、カイロプラクティック、ホメオパシー、ヒプノセラピー、アロマセラピー、整体など。施術する人の技術レベルもかなりの差があります。マッサージひとつとっても、上手なマッサージ師とヘタな人といますから、そのへんを見極める必要があるでしょう。

⑩自分が納得できる人生観を持つこと。

「病気は不幸だ」と考えるか、「病気は内なるメッセージだ」と考えるかで、体に大きく影響を与えます。「病気は不幸だ」ととらえると悪玉ストレスになり、心と体に悪影響を及ぼします。一方「病気は内なるメッセージだ」ととらえると、病気は善玉ストレスになり、快方に向かっていくのです。

いかがでしょうか？
日頃の予防が具体的にイメージできましたか？

予防というのは、習慣を変えることでもあります。食事を変えたり、これまで運動していなかったのを毎日運動したり、考え方を変えたり、いろんなことを変える必要があります。

多くの人は、変化に消極的です。現状維持が一番楽ですし、人間の脳は「いつもと同じ」を望んでいます。

人はわからないことを恐れます。そして、変化にはわからないことがたくさん出てきます。だから、人は誰しも無意識のうちに変化を避けようとするのです。

予防が必要なのはわかっているけど、なかなか実行できないのは、そういう理由からです。先にあげた一〇項目をすべてやれと言われると、ちょっと戸惑ってしまうのではないでしょうか。

何か一つでもいいから、はじめてみようと思ったかもしれませんが、三日で忘れてしまうかもしれません。結局、生活習慣は元に戻ってしまい、予防とはほど遠い生活をしてしまうかもしれません。

では、どうすればいいのでしょうか？

「継続するうえで、もっとも簡単なことを一つだけ取り入れてみること」です。

そもそも、継続できない方法を選んでも予防にはなりません。毎日ジョギングするぞと決意しても、ジョギングが嫌いな人は続けられないでしょう。食事制限しようと思っても、食べることは太古の昔から人間が命を保つためにやってきたことですから、脳はかなりの抵抗を示すでしょう。

口でいうのは簡単ですが、やるのは大変なのです。

簡単に続けられることは何でしょうか？

考えてみてください。そして、それができるようになったら、もう一つ良い習慣を増やせばいいのです。そうやって、一つ一つ新習慣を取り入れてみてはいかがでしょうか？

そこで、新習慣の第一歩としておススメなのが電位治療器を使った「電界健康法」です。なにせ、座っているだけで出来る簡単で誰でも継続できる健康法ですから。

免疫力を高める食事、下げる食事

免疫力が低下すると病気になりやすくなります。すぐに風邪をひいてしまったり、なかなか治らなかったりします。もちろん、ガンになりやすくなりますし、その他の病気にもかかりやすくなります。

・お腹を壊しやすい
・便秘気味
・疲れやすい
・傷の治りが遅い
・口内炎ができる
・肌が荒れる

免疫力が低下するとこうした症状が出てきます。

免疫力を高めるには、睡眠や運動なども重要ですが、一番は、やはり食事です。免疫力を下げる食事をやめて、免疫力を高める食事をすれば、免疫力は高まります。

まず、免疫力を下げてしまう食事についてご紹介しましょう。

第6章

①砂糖を使った料理。

上白糖やグラニュー糖などの精製された砂糖は、免疫力を低下させます。ケーキ屋さんやパン屋さん、総菜屋や飲食店など、外食すると、ほとんどが、精製された砂糖で料理を作っています。

精製された砂糖は消化吸収が早くて血糖値の上下が激しくなります。しかも、微量ながらも中毒性があるのです。多くとりすぎると要注意です。

一方、体にいい砂糖は「黒砂糖」です。黒砂糖は、精製されていませんので結晶と蜜が分離していません。ミネラルも多く含まれています。しかも、多く摂取すると、だんだん苦みに変わっていきますので、上白糖のように多く取り過ぎるということはありません。

②塩を使った料理

塩は私たちの体になくてはならないものです。塩のなかに含まれているナトリウムは血圧を上げる作用があります。減塩してナトリウムが不足すると生命維持に必要な血圧を保つことができなくなり、全身に血液が流れなくなってしまうのです。

ただし、取り過ぎは要注意です。

塩を使うときも、「食塩＝塩化ナトリウム」ではなく、ミネラルが豊富な自然塩を使いましょう。

③その他
・乳製品（牛乳、チーズ、アイスクリーム、バター）
・パン・シリアル・白米
・油もの
・加工食品・添加物・ジャンクフード

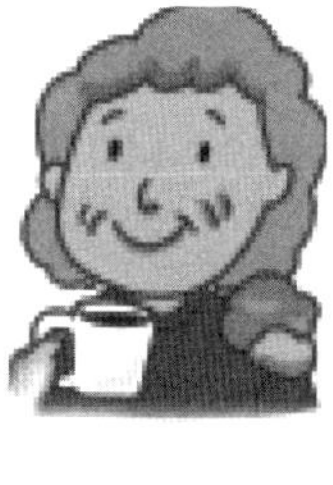

こうした食べ物はなるべく避けて、免疫の高くなる食材を選ぶといいでしょう。

免疫力を高める食べ物はたくさんあります。そのなかでも、身近に調達できて、効果の高いものをいくつか選んでみました。

❶大根の辛み成分ジアスターゼ

大根は抗酸化食品です。大根の辛み成分であるイソシアネイトに抗酸化の働きがあります。これは、皮との間に多く含まれているので、よく洗って皮ごと食べるのがいいでしょう。

また、大根はジアスターゼなどの消化酵素も豊富。食べたものを速やかに消化し、効率よく吸収する助けをし、代謝のアップにも役立ちます。

ただし、これらの成分は熱に弱いので、『大根おろし』がおススメです。

❷長いものムチン

長いものヌメリに含まれるムチンは、たんぱく質の分解を助ける成分があります。たんぱく質は細胞の材料となる栄養素なので、免疫力を高めるためには、毎日きちんと補給する必要があります。

長いもは、そのほかにも多くの消化酵素を含み、食べ物の消化吸収をよくし、新陳代謝を上げるので、昔から「精がつく食べ物」といわれてきました。最近では、抗酸化成分を含むこともわかっています。

長いもの成分を一〇〇%生かすには、実は、すりおろさないほうがいいのです。『長いものせん切り』は昔からある定番メニューですが、良質のたんぱく質を含む鶏肉を混ぜれば、免疫力はさらにアップします。

抗酸化成分を含むのりを散らし、同じく抗酸化の働きがあるわさびを混ぜて、風味よく、ピリリと辛くするのもいいですね。

❸鶏肉のたんぱく質

鶏肉はたんぱく質が豊富で低脂肪という優れた食品です。アミノ酸の一種であるカルノシンやアンセリンに抗酸化抗力があることがわかっています。たんぱく質の代謝をよくするビタミンB２と合わせて食べるのがおススメです。

たとえば、ナッツやキノコや海苔です。

❹ヨーグルトの乳酸菌

免疫力を高めるためには善玉菌であるビフィズス菌を増やし、腸内環境を整えることが必要です。それによって、消化吸収をよくし、基礎体力をアップさせることができます。

ヨーグルトにバナナを加えると食物繊維がプラスされて整腸作用が強まります。また、りんごを加えると抗酸化作用が加わって、よりヘルシーになります。

❺茶そばのルチンとビタミンA・C・E

そばにはルチンという抗酸化成分が含まれています。動脈硬化や高血圧の予防にも抗力を発揮します。同じそばでも抹茶を加えた茶そばは、抗酸化ビタミンのA・C・Eを含むため、抗酸化力がさらに強力になります。そばを食べるなら、茶そばのほうが断然おススメです。

❻小松菜のクロロフィルとビタミンA・C・E

小松菜は、緑色の成分であるクロロフィルとビタミンA・C・Eを含む、強力な抗酸化食品です。そのうえカルシウムや鉄分などのミネラルも豊富なので、免疫力アップのためだけでなく、骨粗鬆症や貧血が気になる女性には、とくにおススメです。

免疫力を高めるためには、良質のたんぱく質を含む、卵や鶏肉などと組み合わせるのがいいでしょう。油を使うことで、ビタミンA（カロチン）の吸収もよくなります。

❼納豆のイソフラボン

納豆などの大豆製品には、イソフラボンという、胃ガンを予防する成分が含まれていて、これが強い抗酸化力をもっています。体内にはいると、代謝をよくする効果もあります。

また、納豆にはビタミンK２も含まれており、カルシウムが骨に沈着するのを助け、骨を丈夫にします。

よくかき混ぜて、ネバネバにして食べましょう。

❽梅干しのクエン酸

梅干しのクエン酸は代謝をよくすることで疲労を予防・解消し、元気な体を維持します。

もう一つの有効成分は、梅干しを焼くことで生まれる特効成分。まだ詳しいことはわかっていませんが、これには強力な抗酸化作用があり、免疫力をアップすると言われています。

梅干しをアルミ箔に包み、オーブントースターで、ちょっと焦げ目がつく程度に焼きましょう。

❾にんにくの硫化アリル

にんにくに含まれる硫化アリルは、糖質の代謝に不可欠なビタミンB1の働きを助けます。さらに、にんにくは体温を上げてくれます。これらが、免疫力アップに作用します。

硫化アリルは加熱しないほうが、より強力に作用するので、『にんにくのしょうゆ漬け』をつくりおいておくのがいいかもしれません。

食事は「これを食べなきゃダメ」だと厳密にすると長続きしません。毎日、こうした食べ物を取らなければいけないというわけではないのです。「なるべく、こうした食べ物をとるようにしよう」と参考程度に心のすみに置いておくのがいいかもしれません。

新習慣として簡単な体操を取り入れる

筋肉は使わなければますます衰えます。使うことで強くなっていくのです。ですから、毎日、体を動かしましょう。

しかし、過激な運動をするとかえって体を壊してしまう恐れがありますので、五〇歳を過ぎた人におススメの簡単な体操をご紹介します。ぜひ、新しい習慣として取り入れてください。

イアス体操

〈準備運動：目安三〜五分間程度〉

まず始めに三つの準備体操を行い、全身の血液循環を促進する運動を行いましょう。

①立った姿勢で足を腰幅に開き、両手を頭の上で組みゆっくりと大きく全身の背伸びをしましょう。

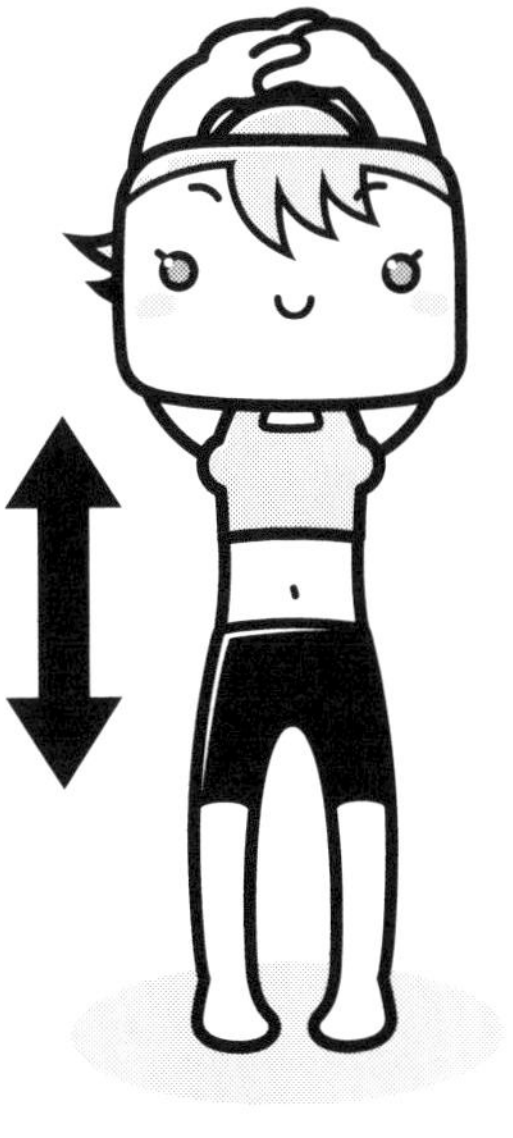

②四股の姿勢で両手を膝におき、上半身を右へ左へと捻って行きましょう。

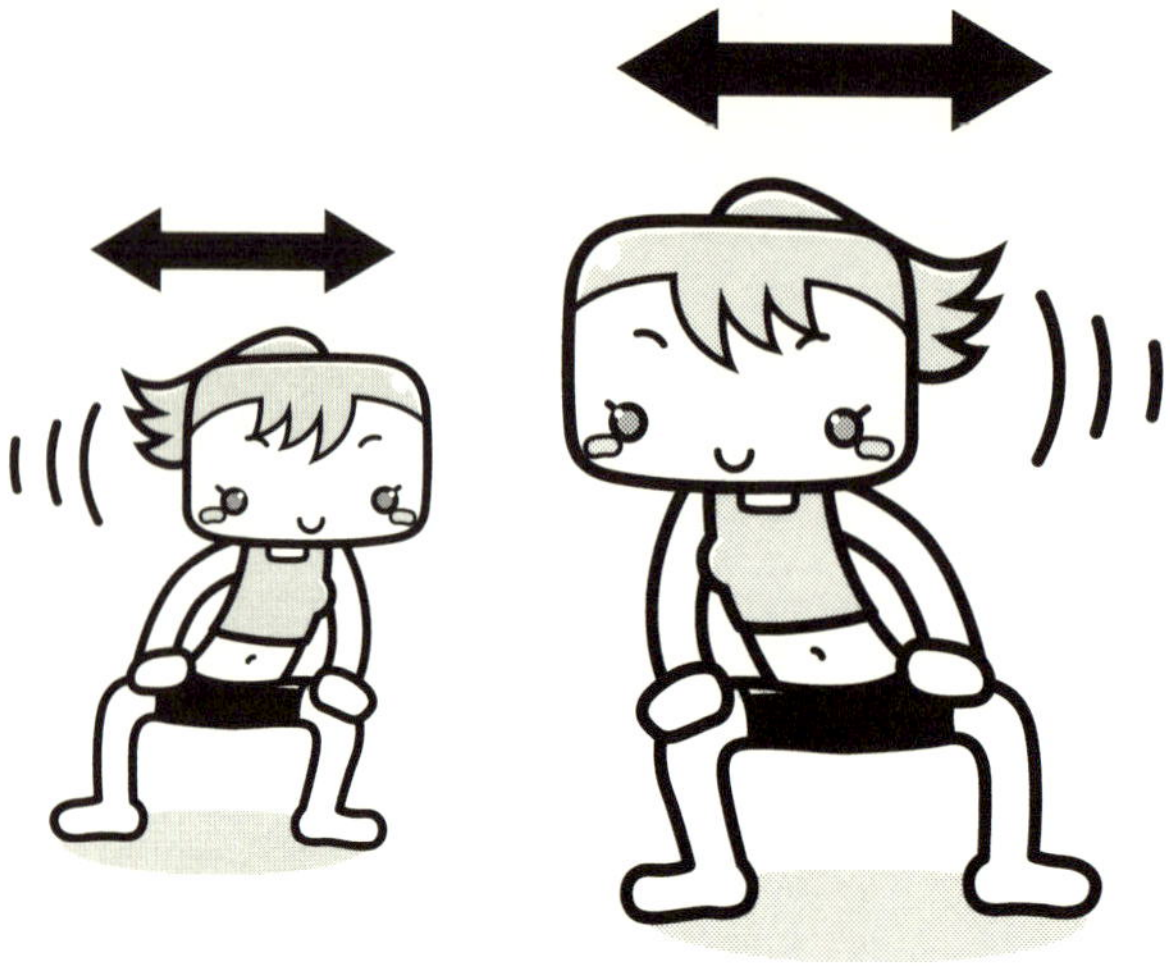

③再び立った姿勢で両手を腰に当て、腰部を大きく左右に回旋させて行きましょう。

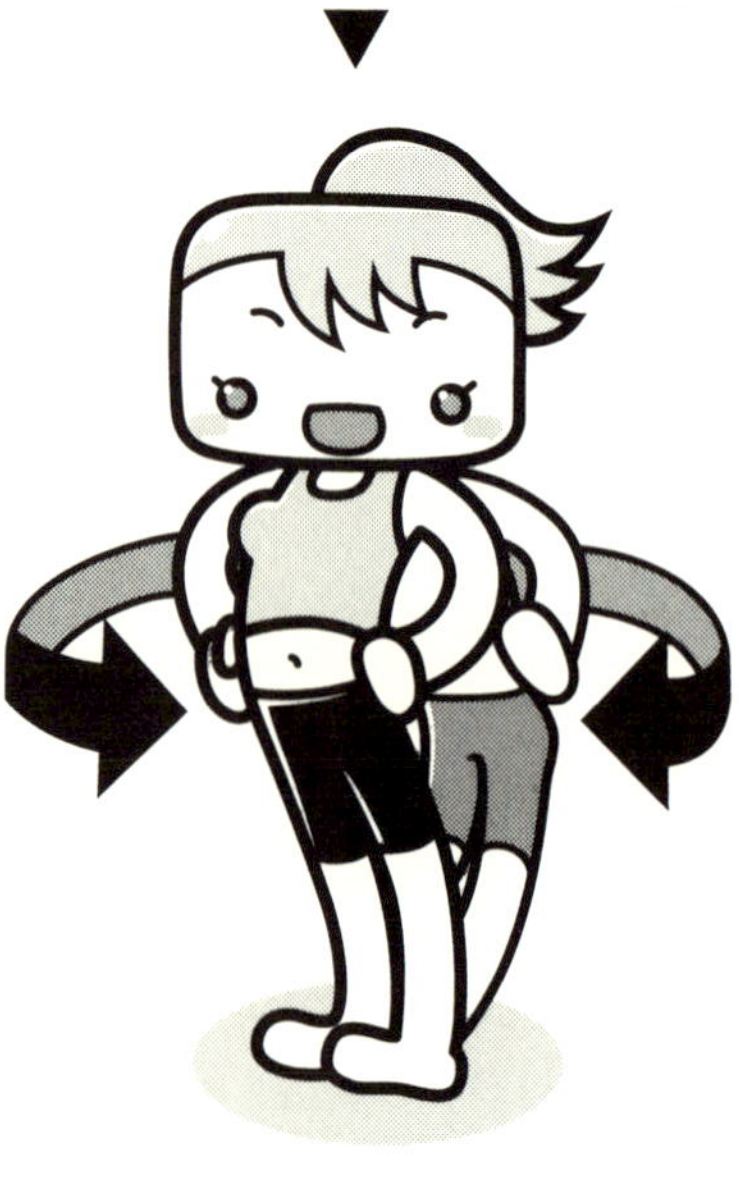

これで準備体操は終了です。

〈主運動：目安は一〇～一五分程度〉

次に大事な筋肉群の体操をしましょう。この主運動①～⑤はイスに座った状態で行います。

①足首の体操（転倒予防に）

両脚を開いた状態で前に投げ出し、両足首をゆっくりと左右に大きく回しましょう。

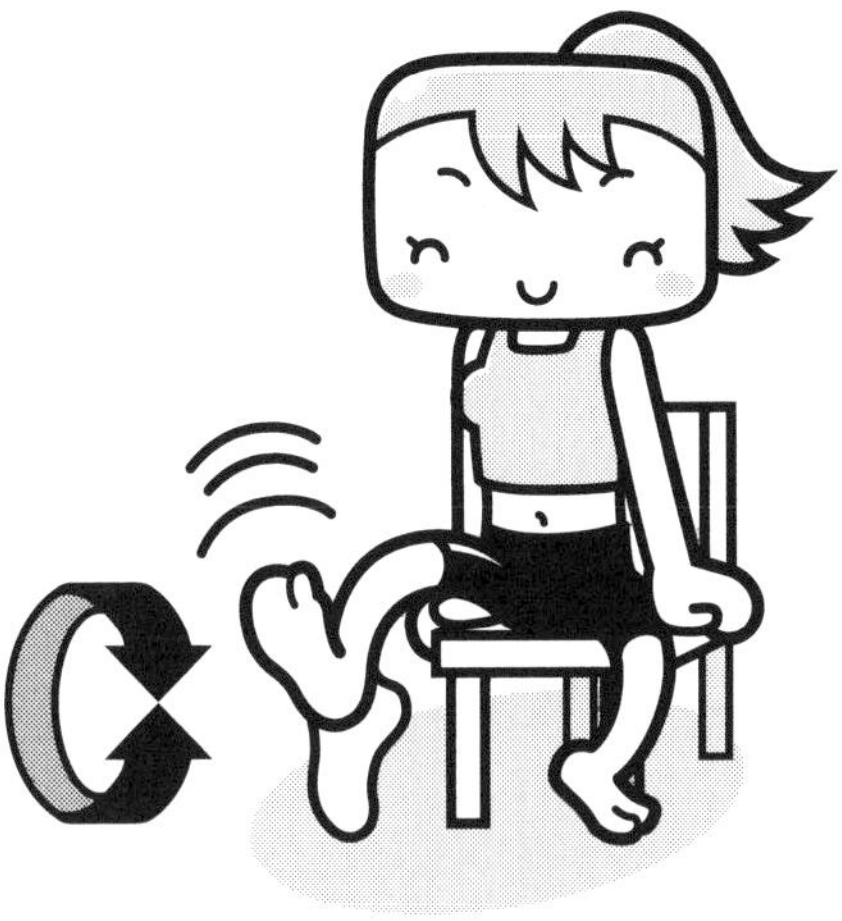

②胸部の体操（猫背の防止に）

両手を胸の前で組み、背中を丸めながら両手を前に伸ばして行きましょう。

今度は両手を後ろに組み、腕を伸ばしながら胸を開いて行きましょう。

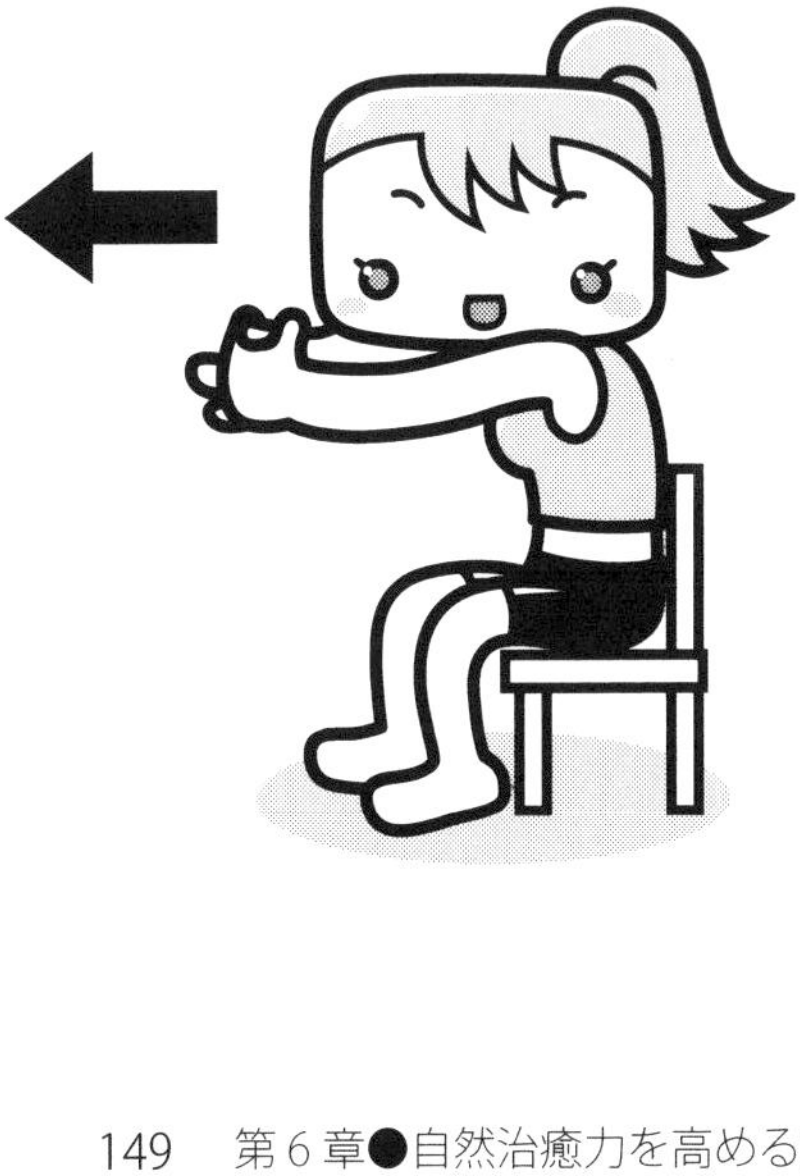

③腰部の体操（柔軟性の向上に）

右足を組んだ状態で、左肘をその右の膝に当て右方向に捻って行きましょう。

今度は足を入れ替え同じように左方向に捻って行きましょう。

④腸腰筋の体操（快適な歩行に）

両膝を閉じた状態で、太ももを軽やかに上げその場歩きを行いましょう。

次に両膝を少し開いた状態で、同じように歩いてみましょう。

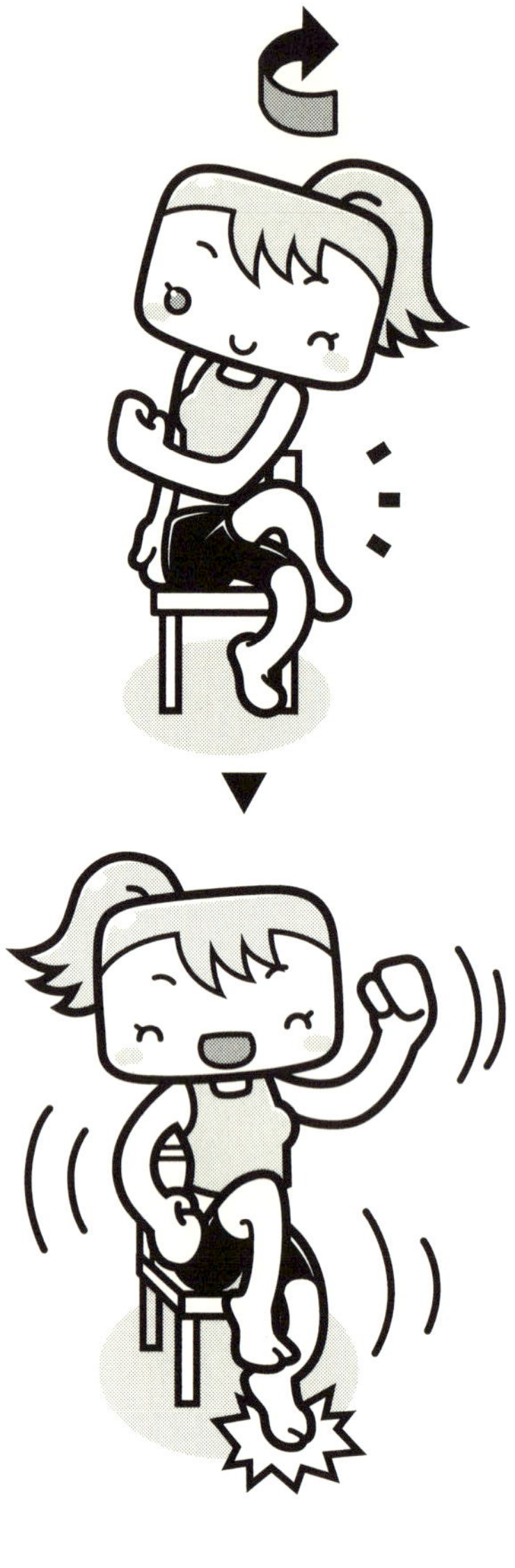

⑤肩甲骨の体操（肩こり防止に）

両肘を軽く曲げ、肩甲骨を動かすように両腕を大きくしっかりと前後に振りましょう。

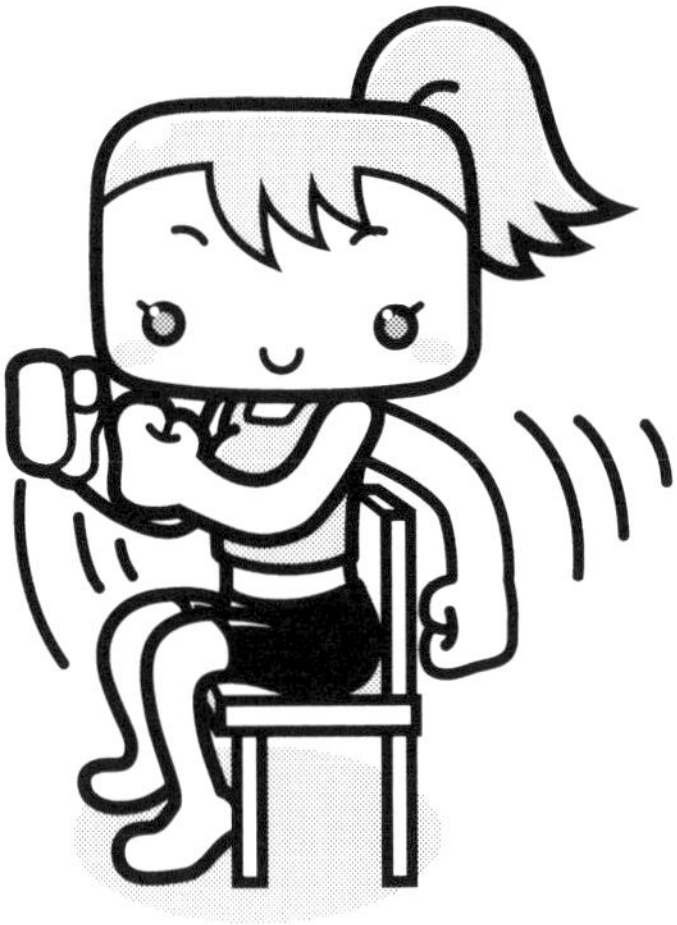

※メインの体操が終わりました、引き続き座った状態で（次ページ）

〈整理運動：三〜五分程度〉

①お顔の体操（認知予防に）

大きなお口で「あ・い・う・え・お」「か・き・く・け・こ」…と五十和音を発声しましょう。表情筋を刺激することと発声することで若返り効果も期待できます。

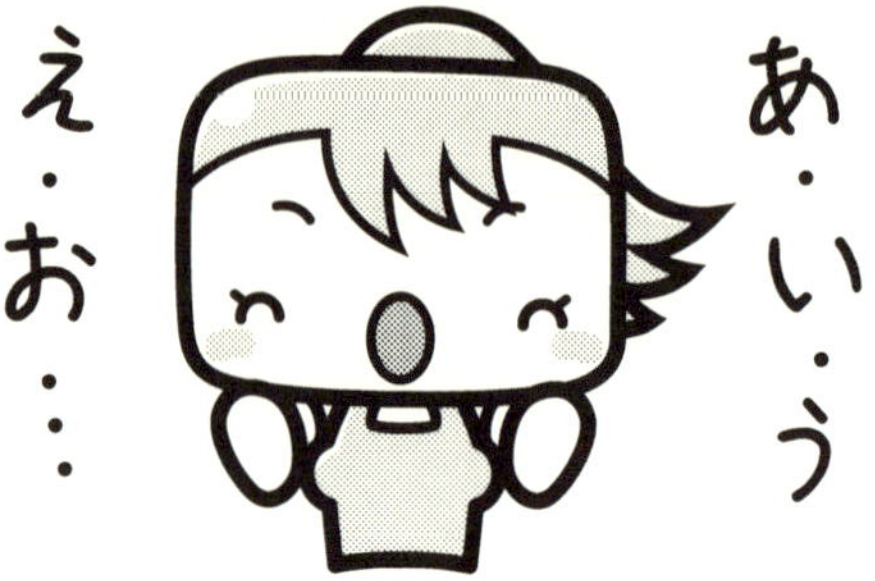

1セット30秒を目安とし
6セット行いましょう。
（3分間）

▼

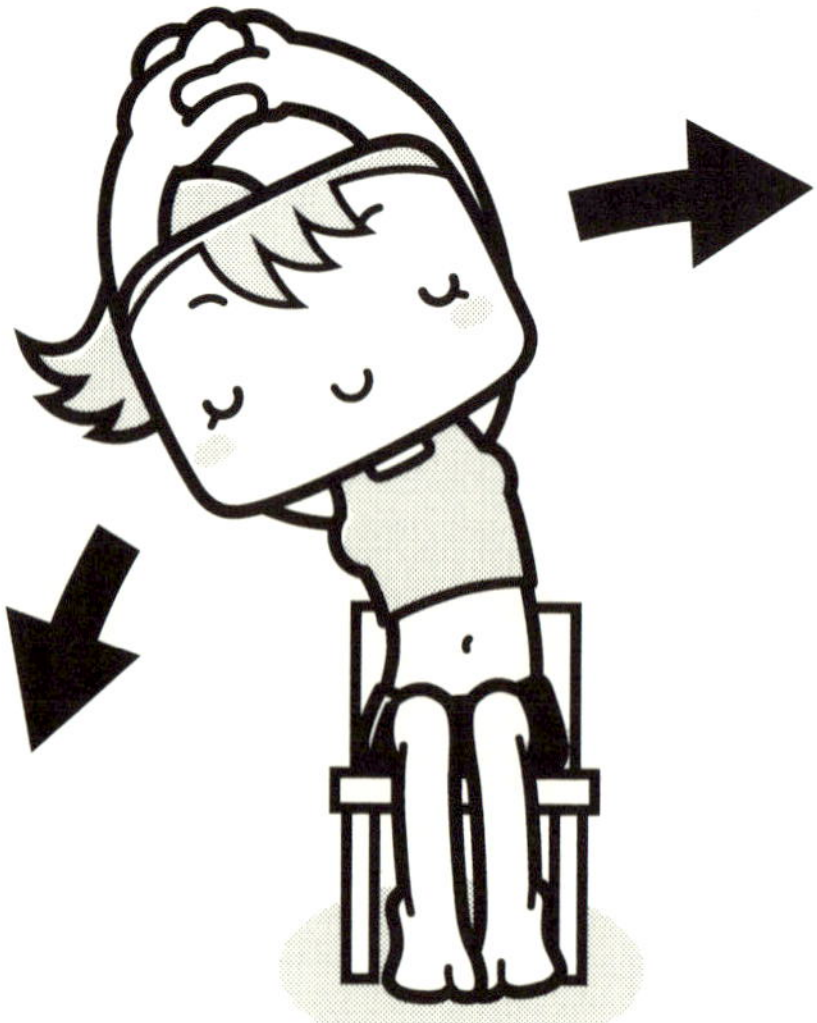

②全身の体操

両手を頭の上に組み、左右方向にゆっくりと背伸びをして行きましょう。

第7章

病気と体の基礎知識

第7章では、病気と体に関する基礎知識をご紹介します。

孫子の兵法に「己を知り、敵を知れば百戦あやしからず」とあります。第1章の「病気の前ぶれ」のチェック表で自分自身のことがある程度わかったと思います。

さらに、この章で紹介する人間の体の基礎知識で、もっと深く理解していただければと思います。

そして、敵とは病気のことです。病気のことをちゃんと知っていれば、怖いことはありません。知らないから怖がったり不安になったりするのです。それぞれの病気がどういうものなのか、どういう原因でなるのかが、ちゃんとわかっていれば対処もできます。

人間の体のことを知り、そして、病気のことを知りましょう。

◆体に関する基礎知識

◎五臓六腑とは?

五臓とは、肝、心、脾、肺、腎のことで、主な機能は、精気の貯蔵・分泌・生成を行っています。それぞれの機能と働きを紹介します。

「肝臓」は、情緒系中枢、自律神経系、運動神経系、肝臓の部分的機能。

1 肝臓は血液を貯蔵し、筋腱を支配している。
2 肝臓は精神の集中力を支配している。
3 肝臓は流通(代謝、解毒、排泄など)を支配している。
4 肝臓の病変は目と爪にあらわれる。
5 肝臓は胆汁を貯蔵する。
6 肝臓と胆嚢は表裏一体となって作用する。

第7章

「心臓」心臓の駆血機能、大脳皮質を中心とする高次神経中枢。
1心臓は意識と精神活動を受け持ち、五臓六腑を統率している。
2心臓は血脈循環を支配している。
3心臓の状態は顔面および舌に表れる。
4心臓と小腸は表裏一体となって作用している。

「脾臓」消化器系、水分代謝の一部、栄養代謝、抹消循環。
1脾臓は食物の消化と吸収、輸送を管理する。
2脾臓は全身の血液の機能を統率する。
3脾臓は四肢と筋肉を支配している。
4脾臓は飲食物を受納し、初期的消化を行う。
5脾臓の疾病の状態は唇に表れる。
6脾臓と胃は表裏一体となって作用している。

「肺」呼吸器系、皮膚機能、抹消の体液平衡。
1肺は呼吸と全身および五臓の機能（気）を支配している。

2 肺の機能は、下方に降下する生理的運動の方向性を支配し、水分代謝に関係している。
3 肺は音声と関係が深い。
4 肺は皮膚と体毛を支配している。
5 肺の疾病は鼻に表れる。
6 肺と大腸は表裏一体となって作用している。

「腎臓」 生命維持機能、内分泌系、泌尿生殖器系、神経系。
1 腎臓は生殖と成長発育の勢力を貯蔵する。
2 腎臓は水分代謝を調節する。
3 腎臓は体内のあらゆる陽気の根本で、性機能と生殖能力の根本である。
4 腎臓は骨、骨髄、脳と深いつながりがある。
5 腎臓は呼吸運動と関係が深い。
6 腎臓の疾病状態は、毛髪および、耳、泌尿生殖器、肛門（排便）に表れる。
7 腎臓と膀胱は表裏一体となって作用している。

第7章

六腑とは、胆、小腸、胃、大腸、膀胱、三焦のことで、これら六腑は、五臓の補佐をしながら、消化・吸収・排泄などの生理機能を営んでいます。

「胆嚢（たんのう）」胆汁の貯蔵と排泄。

①六腑の第一位で、肝臓とつながり、表裏の関係にある（表は胆、裏は肝）。
②胆汁は肝臓の精気から変化してでき、胆嚢の中にあって小腸に排泄され、消化を助ける。
③胆嚢は脾胃の消化機能を正常に進行させる重要な臓器。
④胆汁の生成と排泄は、肝臓のコントロールを受け、肝臓の流通と排泄機能が正常な時は胆汁の排泄もうまくいき、脾胃の運化機能（飲食物から得られた精微を全身に運ぶ）も旺盛となる。
⑤肝臓の流通と排泄機能が不正常な時は、胆汁の排泄は不利になり脾胃の運化機能に影響し、両わきがはれたり、疼痛、食欲不振、腹が張る、大便がやわらかく少ないなどの症状がでる。
⑥胆汁が上へ逆流すれば口が苦くなり黄緑の水を吐いたりする。
⑦胆汁が外に流れれば黄疸が出る。

8胆嚢自身は飲食物消化の機能はなく、ただ清浄な胆汁を貯蔵するだけで、胃腸などの腑とは違う。

「小腸」 胃で初歩消化された食物を受け入れ、栄養を吸収し、残渣を大腸に送る。

1小腸と心臓は、経脈によって相互に結ばれている。小腸が表で、心臓は裏の表裏の関係。

2心臓に火（熱）がある時はくだって小腸に至り、尿が濃い黄色になったり、排尿時に尿道に激痛が走る。また、便が乾燥するなどの症状が出る。

「胃」 飲食物を受納し、初歩の消化を行う。

1胃が飲食物を受け入れ初歩消化する作用は、必ず脾の運化機能と相互に配合され、気・血・水（津液）となって全身に栄養を行きわたらせる。

2胃気は下降するのが正常で、この下降の作用は、胃から小腸、小腸から飲食物の残渣が下って大腸に至り、大腸から糞便となる機能を含んでいる。

3胃気が降りなければ、上に向かって反逆し、吐き気や嘔吐などの症状がでる。そのため日常生活の中では必ず便通を良くするようにしなければならない。

「**大腸**」小腸で消化吸収された後の食物の残渣を糞便にして肛門から体外に排出する。

1大腸と肺は経脈によって結ばれている。

2大腸が表で、肺が裏の表裏の関係にある。

3大腸の伝導と変化の機能は、胃の下降作用、肺気の粛降、腎の気化作用と関係がある。

4胃気が降りなければ、肺気も降りず、あるいは腎気が不足の時は排泄困難を起こす。


「**膀胱**」貯尿と排尿。

1膀胱は表、腎臓は裏で表裏の関係にある。

2尿液は人体内の正常な水液の変化によって生成される。

3腎気の作用は水液を転化させ、尿液とすることにある。

4腎気が不足すると膀胱の機能も正常でなくなり、排尿の回数が増え、頻尿となり、排尿時に尿道に疼痛を引き起こす。更に小便不利となり、排尿できなくなり、尿閉となる。

「三焦」 三焦は水分代謝全般を指す機能系。

1 上から下への水の通り道。

2 三焦は、上焦、中焦、下焦に分かれている。

3 上焦は（口から胃の入口）心肺の機能を含む。

4 中焦は（胃の入口から出口）脾の機能を含む。

5 下焦は（胃の出口から陰部）肝腎の機能を含む。

◆血管のつくりと働きについて

血液は心臓を中心にして体全体をめぐっていますが、それには大循環（体循環）と小循環（肺循環）の二つのルートがあります。

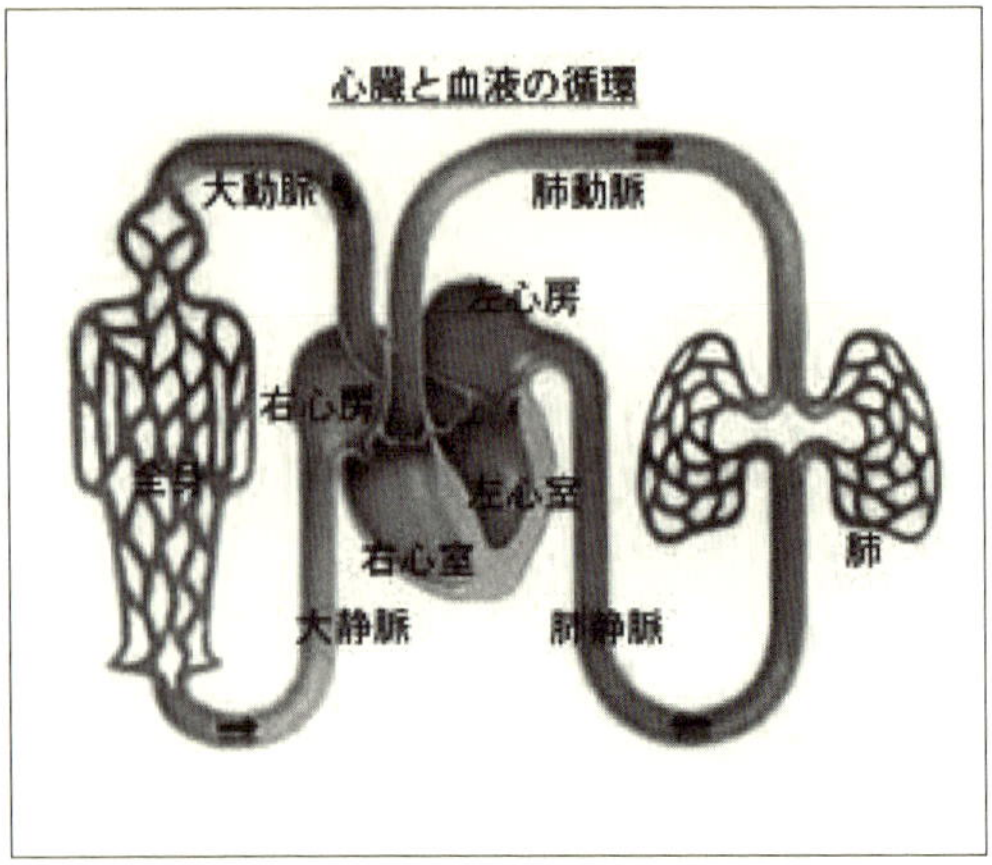

血管には血液を心臓から体の末端に送る動脈と、体の末端から心臓に向かって血液を送る静脈とがありますが、動脈系は、左心室の大動脈口から始まり、大動脈という1本の本幹から枝分かれしながら全身に分布しています。これらの動脈はさらに分枝しながら最終的には毛細血管（もうさいけっかん）となり、各組織に血液を運びます。毛細血管は再び合流して静脈となり、やがて太い大静脈となって心臓に戻ってきます。このように心臓と各組織との間をめぐるルートを大循環（体循環）といいます。

一方、これとは別に心臓と肺との間をめぐる血液のルートがあり、これを小循環（肺循環）といいます。小循環では、心臓から肺に行く肺動脈内には、大循環の動脈とは逆に二酸化炭素を多く含んだ静脈血が流れ、肺から心臓に向かう肺静脈内には、肺でガス交換をして酸素を多く含み、きれいになった動脈血が流れています。

血管は、内膜、中膜、外膜の3層からなっています。動脈の壁は拍動性の血流と血圧に耐えられるよう厚く弾力があり、内部の圧が減っても丸い形が保てるようになっています。静脈の壁は薄く柔らかです。

動脈…心臓から出た血液を末梢（まっしょう）に運ぶ血管で、中膜の平滑筋（へいかつきん）と弾性線維（だんせいせんい）により伸縮性と弾性があります。末端は枝分かれして細くなっており、

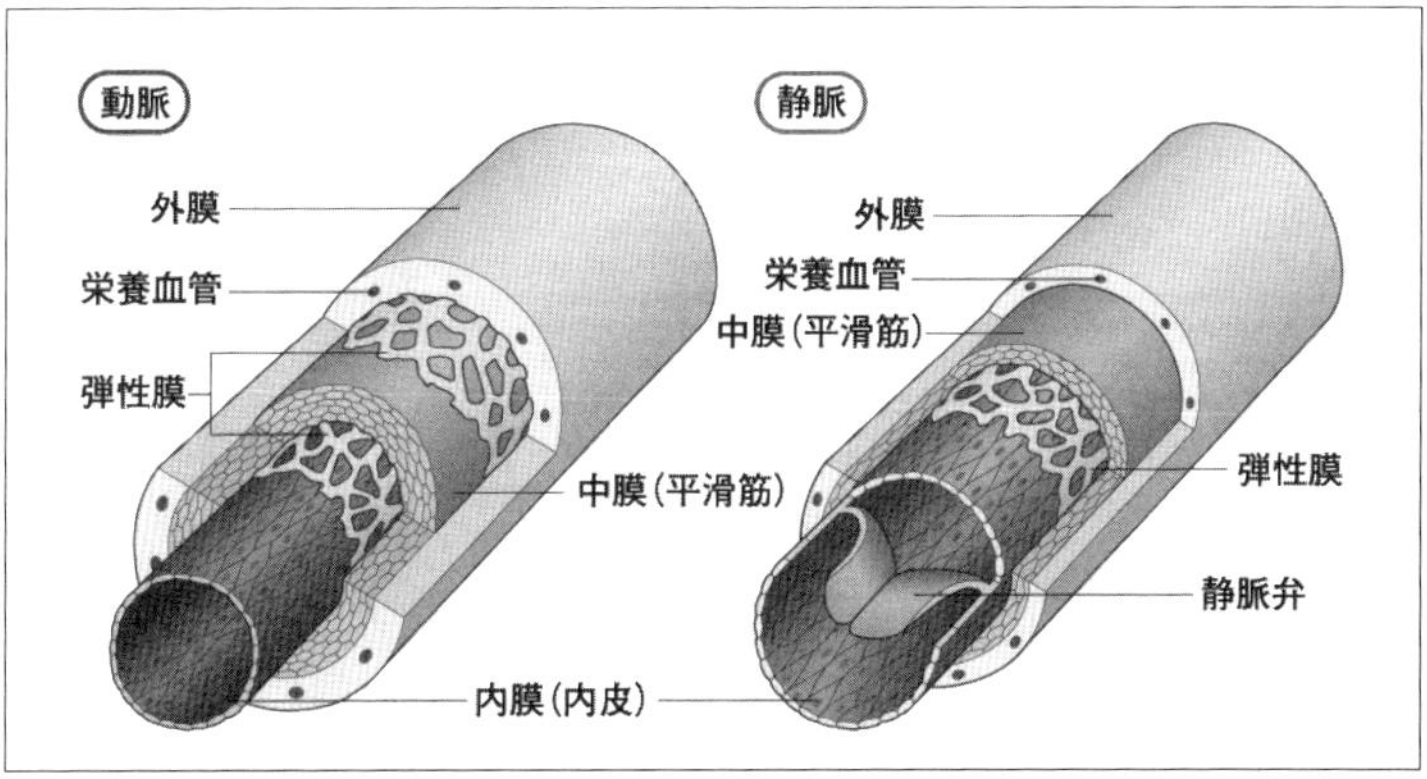

これを細動脈といいます。

静脈…毛細血管に続き、血液を心臓に送り返す血管で、中膜の平滑筋が少なく弾性も乏しくなっています。始まりの部分は細静脈といいます。場所により内膜に半月状の静脈弁を持ち血液の逆流を防いでいます。皮下組織内を走行する静脈を皮静脈と総称しています。

毛細血管…細動脈と細静脈とを結ぶ網目状の血管で最も細い血管（5～20μm）です。壁は単層の内皮細胞からなり、平滑筋はありません。壁の細胞のすきまを通して、血管内の血液中と組織間で、栄養素、酸素、二酸化炭素、老廃物（ろうはいぶつ）などの物質交換が行われます。

◆脳のつくりとはたらきについて

成人の脳の平均重量は約1300gで、髄膜や髄液で保護され、頭蓋腔（とうがいくう）の中におさまっています。脳を取り巻いている髄膜には、骨側に張りついている脳硬膜（のうこうまく）と、脳にくっついている脳軟膜（のうなんまく）、脳硬膜と脳軟膜の間にある脳くも膜の3種類の膜があります。

脳の三層構造

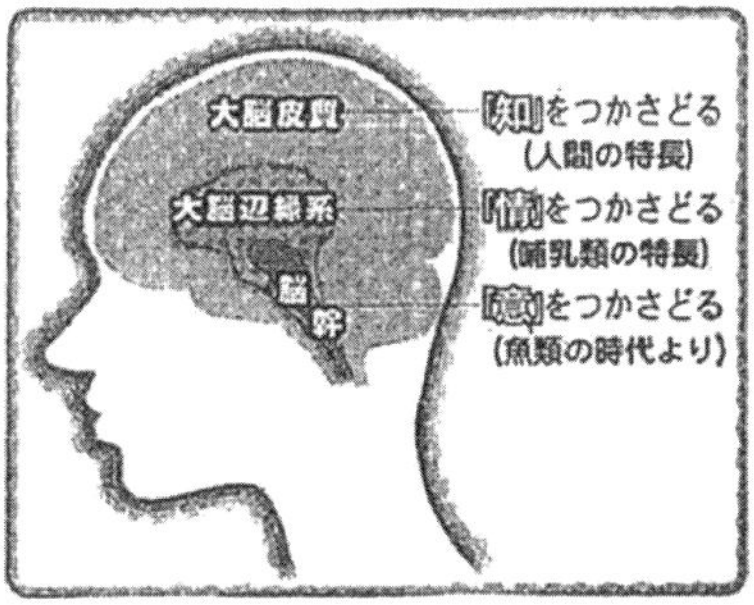

脳は、大脳・正式には終脳（しゅうのう）、中脳、小脳、間脳（かんのう）、橋（きょう）、延髄（えんずい）からできています。大脳は、左大脳半球と右大脳半球が合わさって構成されていますが、左右の大脳の合わさり目はちょっと離れており、その溝を大脳縦裂（だいのうじゅうれつ）といい、その部分にも脳硬膜が入り込んでいます。

大脳の表層は大脳皮質と呼ばれ、灰白質（かいはくしつ／神経細胞の集まり）でできています。表面は多数の浅い溝やふくらみで凸凹状になっており、しわが寄っているように見えます。

大脳皮質は6層構造をもつ新皮質（等皮質）と、6層構造を示さない古皮質（異皮質）とに分類されます。ヒトは90％以上が新皮質で占められています。

◆目のつくりとはたらきについて

視覚器は眼球と、眼瞼（がんけん）、結膜、眼筋、涙器などの副眼器からなっています。

眼球は左右の眼窩（がんか）の中におさめられ、前方は眼瞼で、後方は眼窩脂肪体で保護され、視神経によって脳とつながっています。眼球壁は外膜、中膜、内膜の3枚の膜からなっており、内部には水晶体、硝子体（しょうしたい）、眼房水（がんぼうすい）が入っています。

外膜…眼球線維膜で眼球全体を包み、前方6分の1が無色透明な角膜、後方6分の5が白目の部分で強膜となります。

中膜…眼球血管膜で、後方の脈絡膜（みゃくらくまく）と、前方の毛様体（もうようたい）と虹彩（こうさい）からなります。

内膜…色素上皮層と網膜（もうまく）からなり、網膜は眼球壁の最内層で、眼球後部のやや内側で視神経と連なります。

水晶体…両凸レンズ状で、毛様体に連結されています。毛様体は水晶体の厚さの調節、つまり遠近調節に関係します。虹彩は毛様体よりおこり、水晶体の前を縁どり光量調節を行います。

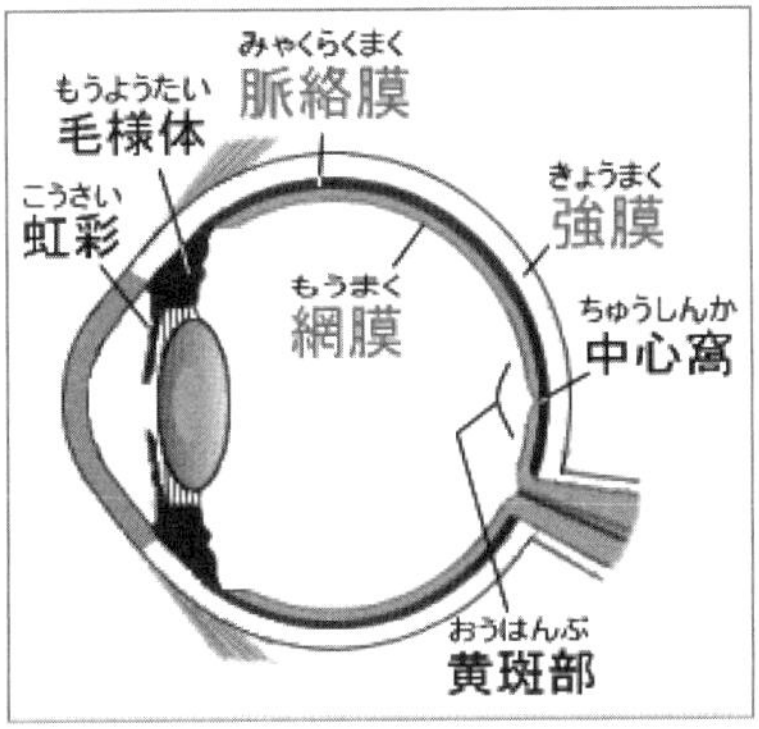

硝子体…水晶体と網膜との間のゼリー状組織でその90％は水分です。

結膜…眼瞼の内面と眼球の表面をおおう結膜（けつまく）があります。

眼筋…上下左右に眼球を動かすため、主に後方を走る上直筋や内側直筋といった6種類の筋からなります。

◆耳のつくりとはたらき

耳は聴覚と体の平衡感覚を司る器官で、外耳、中耳、内耳からなります。

外耳…集音器の役割で弾性軟骨からなる耳介(じかい)と外耳孔(がいじこう)に始まり、伝音器となる長さ2・5〜3㎝の外耳道からなります。外耳道内の皮膚にはアポクリン腺(耳道腺)があります。

中耳…外耳道から入ってきた音波を骨振動に変えて内耳に伝えるはたらきをもち、鼓膜(こまく)、鼓室(こしつ)、耳管(じかん)からなります。鼓室内には3つの耳小骨があり、ツチ骨にて鼓膜に付着し、キヌタ骨、アブミ骨が前庭窓(ぜんていそう)をふさいで内耳に連なります。

内耳…側頭骨錐体内にある平衡聴覚器の主要部で、骨迷路(こつめいろ)と膜迷路からなります。

骨迷路は中央部に前庭、前方に蝸牛(かぎゅう)、後方に骨半規管(こつはんきかん)

が連なり、膜迷路は前庭中の球形嚢と卵形嚢、骨半規管中の膜半規管、蝸牛中の蝸牛管からなっています。

前庭と骨半規管内には平衡感覚器官が、蝸牛管には聴覚器の本体ラセン器（コルチ器）があります。

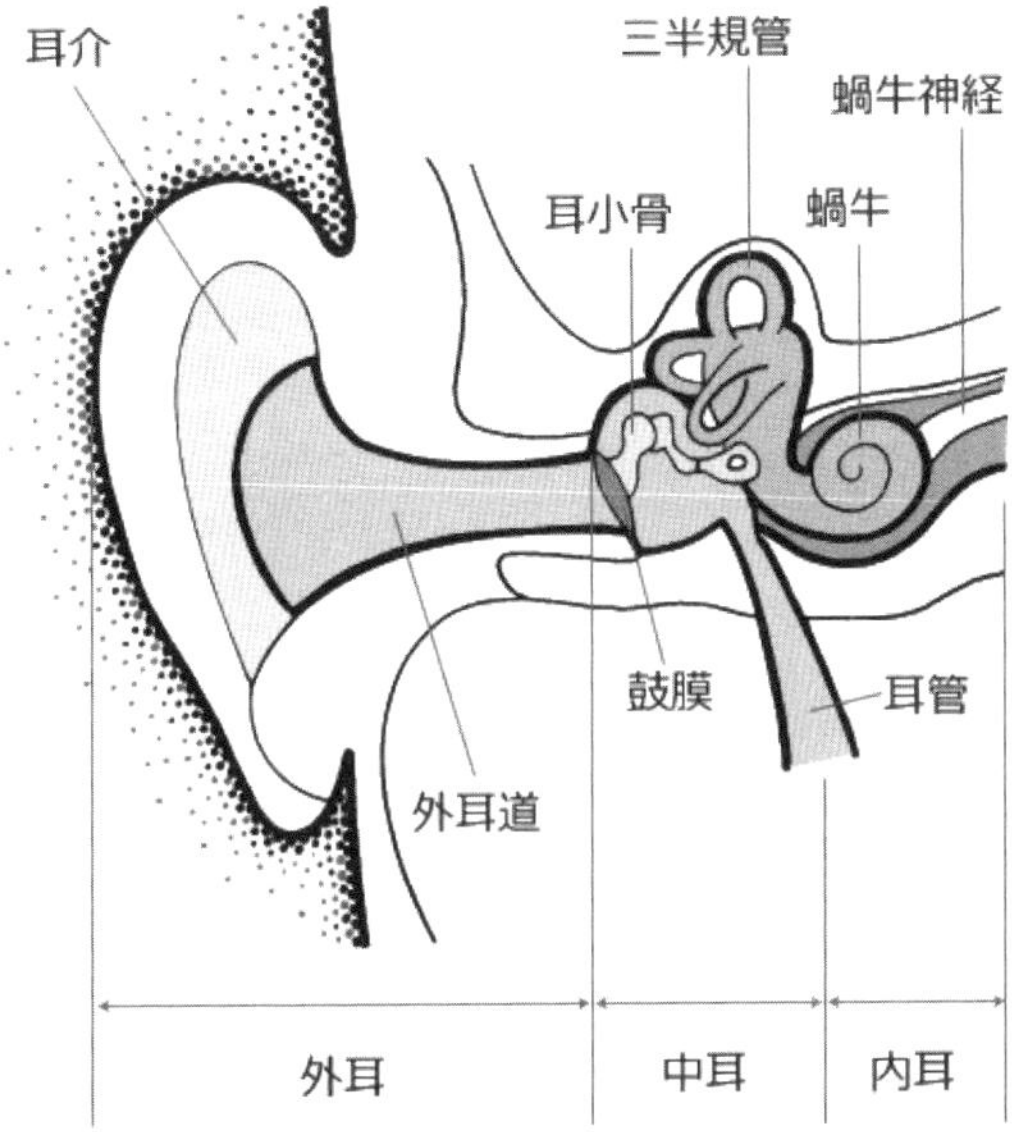

第7章

◆病気に関する基礎知識

脳梗塞（のうこうそく）

脳の血管が詰まり、血液が流れなくなり、脳に酸素や栄養が補給されなくなり、脳細胞が死んだり、働きが低下してしまう病気。社会の高齢化とともにジリジリと増加。最近は一見健康に見えても小さな梗塞がかなりの頻度で起きる「無症候性脳梗塞」という病気も増加している。

くも膜下出血（くもまっかしゅっけつ）

脳卒中の1つ。原因は脳動脈瘤と脳動静脈奇形の破裂によるものが大部分。バットで殴られたような激しい激痛が起きる。年齢を問わず起きる。脳卒中全体の10％。働き盛りの突然死の原因の約5％。脳動脈のこぶが膨らんでそこが破裂して起こるのが65％。動脈と静脈が異常な血管によって直接つながり脳動静脈奇形が破裂して起こるのが約15％。

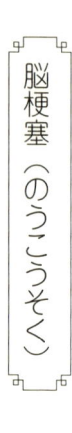

脳出血（のうしゅっけつ）

脳動脈が破れて出血する病気。急激な血圧上昇が原因の場合が多い。高血圧の状態が続くと、血管がもろくなり、敗れて出血しやすくなる。特に最小血圧の高い人が正常な血圧の人に比べ約20倍危険というデータもある。

慢性中耳炎（まんせいちゅうじえん）

中耳の炎症が続き、鼓膜の中央部に孔（あな）があく病気。急性中耳炎は風邪の症状に続いて耳のふさがった感じ、耳の痛み、発熱が生じ、聞こえが悪くなり、激しい耳の痛みと耳垂れが出て来る。急性から慢性に移行する人が多い。急性中耳炎を完全に治さないと、鼓膜に孔があいたままで、後で慢性中耳炎になることもある。

第7章

慢性副鼻腔炎（まんせいふくびこうえん）（蓄膿症／ちくのうしょう）

日本人に多い病気。副鼻腔の炎症が持続している状態で、経過中に細菌感染を繰り返し、副鼻腔内に膿がたまることが多いので蓄膿症とも呼ばれる。

慢性化する原因は、動物性タンパク質の不足、低温・多湿の環境、大気汚染などが考えられている。蓄膿症は根気のなさ、記憶力の低下を引き起こしやすい。

アレルギー性鼻炎（あれるぎーせいびえん）

春先の花粉症やハウスダスト・ペットなど原因となる抗原（アレルゲン）に対して敏感に反応し鼻炎を起こす病気。アレルギー性鼻炎の人は、共通して自律神経のバランスが崩れやすい。これは生まれつきの体質の人が多い。特に遺伝。そして大気汚染・花粉・ストレスなどが考えられている。

歯槽膿漏（しそうのうろう）

40才以降で歯を失う原因の多くは歯槽膿漏。歯を支えている歯周組織が徐々に破壊され、歯がグラグラして最後には抜けてしまう病気。日本人の30才代で約60%。40才代で70%。50才代で80%の人が歯槽膿漏になっているという統計がある。また、糖尿病になると抵抗力が低下するので、水虫になったり、傷が治りにくくなるのもそのせいだが、口の中も同じことで歯槽膿漏の進行を早める。りんごをかじると血が出たり、冷たいものがしみたり、歯茎が黒くなったら歯槽膿漏のお知らせ。

口内炎（こうないえん）

口の粘膜は、食べたり飲んだりする刺激に常にさらされている。その粘膜の広い範囲に病変が発生し、炎症を伴う病気を口内炎という。中には、ガンのようなまったく別の病気で口内炎のような症状が出現することがあるので、治りにくい口内炎は要注意。欠けたままの虫歯・義歯などにより刺激を受け、細菌の作用が加わって起こることもある。体力の消耗や低下、慢性の胃腸障害、ビタミン不足、月経や妊娠などの背景があると口内炎を発症しやすくなる。

睡眠時無呼吸症候群（すいみんじむこきゅうしょうこうぐん）

仕事中眠くてたまらないことは誰でも経験するが、この程度の強い人は、単なる寝不足ではなく睡眠時無呼吸症候群の可能性あり。特に太っていて、いびきをかく人。時には睡眠中の突然死に結びつくことあり。7時間以上の睡眠時に、1回の無呼吸が10秒以上続き、その無呼吸が30回以上あった場合を言う。標準体重を50～60％もオーバーしている人や、社会人になってから太った人がなりやすい。また扁桃肥大やアデノイドがあると上気道をせばめ、閉塞を起こしやすい。睡眠時無呼吸症候群になると熟睡できないので、アルコールや睡眠薬に頼る人が多いが、逆効果になる。上気道の筋肉を緩め、上気道の閉塞を起こしやすい。

白内障（はくないしょう）

水晶体が濁り、物が見えにくくなる病気。多くは老化による。老人性白内障・先天性白内障・糖尿病性白内障・薬物による白内障・アトピー性皮膚炎による白内障などがある。最も多いのは老人性白内障。老人性白内障は、水晶体の老化によるタンパク質の変性が原因とされている。カメラで言えばレンズに相当する水晶体が濁ってくる病気。糖尿病からくる場合、中高年は進行が比較的緩やかだが、若い人はかなり早く進むこともあり。また、アトピー性皮膚炎からくる場合、思春期以降まで続いたアトピーの人に白内障が多く発生している。ステロイド剤（副腎皮質ホルモン）を長期服用した場合も起きやすい。

緑内障（りょくないしょう）

眼圧が異常に高くなり、視神経が障害され、しだいに視力が低下してくる病気。急性と慢性がある。急性緑内障は時間との勝負になる。発作が起きたら夜中でも病院に。逆に慢性緑内障は、発見が遅れて失明に至る恐れがある。急性緑内障は遠視の人で、40～50才代に起こりやすい、男性より女性というデータあり。慢性緑内障は初期はほとんど症状がない。進行すると視野狭窄と言って、視野の周辺部がだんだん見えない部分が出現してくるが、進行がゆっくりなので、なかなか気づかない。40才前後から始まることが多い。老眼と間違いやすい。

第7章

視野にかすみがかかってきたり、電灯のまわりに虹がかかって見えたら要注意。

網膜剥離（もうまくはくり）

網膜とは、眼底にあって外からの光が像を結ぶ大切な所。網膜剥離は、この網膜がはがれてしまう病気。日本では年間1万人以上が網膜剥離で失明している。網膜剥離の重要なサインは「飛蚊症」と視野の異常（視野が欠ける）。眼底は、強膜・脈絡膜・網膜が重なって1枚の膜のようになっているが、そこになんらかの原因で力が加わり、一番内側の網膜が浮いてはがれてしまうことが網膜剥離。網膜がはがれるのは、眼の中を満たす硝子体というドロドロした液体が、老化によって収縮し、網膜を引っ張り裂け目を作り、ついにははがしてしまうために起こる。硝子体の老化は40才を過ぎたころから始まり、網膜剥離もこの年代から起こりやすくなる。また、糖尿病・強い近視の人もなりやすい。

高血圧性眼底（こうけつあつせいがんてい）

血圧が高くなると、その影響で網膜の動脈が波及し、網膜の出血や綿花様白斑（綿のかたまりのように見える斑点）などさまざまな病変が起きてくる。本人は何も異常を感じないが、眼底検査で発見され、高血圧ということが分かるケースがある。

眼底検査を受けると、網膜には高血圧の程度にしたがってさまざまな変化がみられる。高血圧性眼底になると、網膜のところどころが細くなったり、全体が細くなったりする。さらに進行すると、網膜の出血や綿花様の白斑、浮腫による濁りが出て来る。また高血圧症がもっと悪化すると乳頭浮腫と言い、視神経乳頭（網膜の神経と血管が集中している部位）が腫れあがる。高血圧性眼底を放置しておくと動脈が弾力を失い、血管が変形する「網膜動脈硬化症」へ進行するので、早期に医師の治療を受けることが大切。

老人性黄斑変性症（ろうじんせいおうはんへんせいしょう）

眼底の中心にある黄斑部に異常があると、物がゆがんで見えたり、視力が落ちたりする。老人性黄斑変性症は60才以降の男性に多く見られ、黄斑部に障害が起きる病気。高血圧・糖尿病の人も要注意。太陽光線やタバコも悪影響を及ぼす。いつのまにか視力が0・1まで下がったり、視野の中心がぼやける。片目ずつ見え方を点検した方が良い。

狭心症（きょうしんしょう）

発作的に起こる前胸部の苦痛の症状。自覚的症状を中心とした症状名。急激な胸痛やのどが詰まる感じや胸を押さえつけられているような息苦しさを受ける。発作は1～5分くらい。安静時狭心症は、早朝の4～5時に発作を起こしやすい。原因は冠状動脈の動脈硬化。心臓の筋肉に血液を運搬している動脈を冠状動脈という。その内部が動脈硬化のため狭くあり、血液を十分送れなくなると狭心症になる。狭くなった血管が血栓などで詰まると心筋に酸素や栄養が届かなくなり、心筋梗塞を引き起こす。

冠状動脈の動脈硬化で起こる病気を「虚血性心疾患」という。冠状動脈の内腔は、健康な人でも2・5ミリ～3・5ミリほどしかない。動脈硬化で内腔が狭くなったり、心臓の病気でエネルギーの消費量が増えると、必要な血液が供給されなくなり、心筋のエネルギー不足になり狭心症の発作が起こる。発作が起きるのは冠状動脈に流れる血液の量が、健康時の3分の1以下近くになった時と言われている。

高脂血症＝コレステロールが３００以上の人要注意。糖尿病＝動脈硬化進行を早める。

高血圧＝健康な人より多くの酸素やエネルギーを消費するため、心筋に負担がかかる。

タバコ＝ニコチンは血管を収縮させる作用があり、1日にタバコ20本以上吸うと、血管は常に収縮している状態となり、そのまま動脈硬化になりやすい。

第7章

心筋梗塞（しんきんこうそく）

血液の流れがストップして、心筋が壊死してしまう状態。冷や汗が出て、死の恐怖をともなった激しい胸の痛みが襲ってくる。心筋梗塞の9割以上が、発症する前に狭心症という前ぶれの発作を経験している。狭心症の発作の頻度が多くなったり、運動した時や歩行した時だけの発作が、安静時に起こり始めたら心筋梗塞の前兆である。

狭心症と同じようになりやすい人は、動脈硬化・高血圧症・高脂血症・糖尿病・肥満・タバコ・タイプA行動（同時に2つ以上の仕事をこなす、大きな声、食事の時間も早い、常に時間に追われ、責任感がある）などがある。

台風の前後、急に寒くなった、蒸し暑い梅雨時など、天候の急変や前線の通過時に心筋梗塞を発病しやすい。暴飲暴食、その直後の入浴も発病しやすい。年末年始や、税金の申告前にも心筋梗塞は増える（ストレス・精神的緊張のせいで）。

「焼けるような」「胸がギューっと握りつぶされるような」「太い棒を胸に突っ込まれ

るような」強烈な狭心痛が起こる。また、心筋梗塞の前兆として、左手、特に小指が痛んだり重だるく感じたり、左肩や背中が凝ったり痛むなど心臓以外に異常を感じる場合もある。のどをゼイゼイ鳴らしたり、冷や汗をかく人もいる。

不整脈（ふせいみゃく）

不整脈とは、脈の乱れのことだが、心臓の命令系統が乱れたときに出る。脈の乱れには、脈の打ち方がでたらめな場合や、脈の感覚は等しいが、1分間に30回以下と極端に遅かったり、数えられないほど速かったりする場合がある。不整脈には安全なものから危険なものまでいろいろある。

「ドキン」「脈がとぶ」「心臓が踊り出す」「心臓が空回りする」といったことを訴える人は、「期外収縮」（心室性期外収縮と心房性期外収縮）とされ、心臓の検査で異常がなければ放置しておいても心配ない。

第7章

期外収縮とは、心臓が予定よりも早めに収縮してしまうための不整脈。また、「ドキドキする」「タッタッタッとする」という場合、「頻脈性不整脈」という。脈が1分間に150以上になると苦しく、治療が必要になる。

バセドウ氏病＝頻脈発作を起こす病気の1つで発作性の心臓細動は、不整脈の中でかなり多い。ブッシュ元大統領や田中角栄元首相も悩まされた。2人ともバセドウ氏病だった。バセドウ氏病は、甲状腺の機能が亢進し、甲状腺ホルモンが必要以上に分泌されるので、心房細動を起こしやすい。脈が飛んだり、ドキンとしたり。動悸が速くなりっぱなしになる。脈がでたらめになる。脈が遅く血圧上昇。意識がなくなり脈もないなどのサインを出す。

特に脈が遅く血圧上昇の場合は、脳に行く血液も減って、失神などの「アダムストークス症候群」の発作を起こしたり心不全に陥りやすいので、心臓ペースメーカーを埋め込むケースが多い。

心臓の司令部の指示とは関係なく、心室が勝手な速さで興奮している状態を「心室頻脈」また、心臓の司令部が麻痺して、心室がプルプル震えている状態を「心室細動」

という。その場合は、意識がなくなり脈もないことが多い。心臓病の末期や心筋梗塞など恐ろしい不整脈で、突然死の原因となりやすい。心臓から血液が送り出されていないことを意味する。

心不全（しんふぜん）

心臓は、肺や全身に血液を送るポンプの働きをしている。このポンプ作用が機能しなくなり、必要な量の血液を送り出せなくなった状態を心不全という。心臓病の終末像である。原因になる病気は、拡張型の心筋症に代表される心臓の変形によるもの、心臓の弁膜症や先天性の心臓病などによる心臓への機能的な負荷によるもの、虚血性心疾患によって心臓の筋肉が腐ってしまったものがある。

サインは動悸・息切れ・空せき・下肢がむくむなど。

心臓弁膜症（しんぞうべんまくしょう）

心臓には、僧帽弁が2枚、大動脈弁が3枚、三尖弁が3枚、さらに肺動脈弁も3枚、4つの便に合計11枚の弁膜がある。これらの弁により、血液は一定方向にスムーズに流れ、逆流しない。これらの弁（弁膜）が故障した状態を心臓弁膜症という。子供のころにリウマチ熱をしたことのある人がなりやすい。

サインは息苦しい・動悸が激しいなど。心臓弁膜症が進行すると、心臓の働きが低下し、呼吸困難、肝臓の腫れ、むくみ、尿量の減少など、心不全の症状が起こってくる。

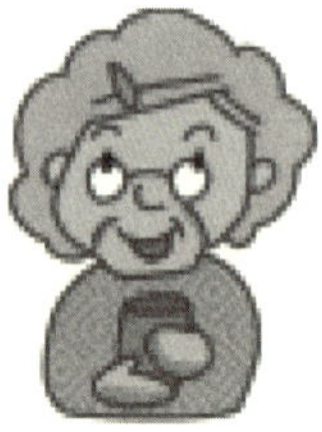

高血圧（こうけつあつ）

高血圧は「生活習慣病の仕掛人」。現在日本では、軽症高血圧症を含め2000万人以上の高血圧患者がいると言われている。

「本態性高血圧症」＝心臓・脳・腎臓・内分泌器官など検査してもどこも悪くないのに、体のどこにも異常がないのに、ただ血圧が高い。高血圧の大部分を占めている。親からの体質遺伝ではないかと言われている。両親共高血圧の場合は60％が高血圧になっている。片親だと30％が高血圧。親が40才代でなると子供も40才代前後で発症するというデータがある。高血圧になりやすい体質が遺伝する。生活環境・習慣（食塩・ストレス・肥満・寒冷などの環境因子）が関係している。

血管の弾力性は、年齢と共に失われ、動脈も硬くなる。さらに動脈の内腔も狭くなったりして、血液が通りにくくなる。通りにくくなった血管に無理に血液を送り込もうとするから、心臓の収縮力が高まり、血圧は上昇する。年齢とともに増え、40才・50

第7章

才から急増し、65才を超えると、ほぼ2人に1人は高血圧症と言われている。

肥満者にも本態性高血圧が多い。体重が1キログラム増えると、毛細血管は1・5キロメートルも増加すると言われている。心臓が送り出す血液の量が増えるわけで、心臓の負担がかかり、当然血圧が上昇する。

塩分摂取量の少ないエスキモーには高血圧はほとんどいない。日本人の塩分摂取量は平均約12グラム。これを7グラム以下にすることが理想的。


冷たい空気に触れると、私たちの体は、体温の発散を防ぐために体の表面の血管が収縮する。血管が収縮して抵抗性が高くなると血圧が上昇する。0℃の水に1分間手首をつけておくと血圧は30％上昇する。（上130の人は170。190なら250近くまで一瞬にして上昇する）夏よりはやはり冬に血圧が上昇しやすい。

強いストレスを受けると、血圧を調整する中枢神経が興奮し、副腎からアドレナリン、神経末端からノルアドレナリンというホルモンが分泌され、血管を収縮したり、心臓の拍動を早めるなどの作用があるため、血圧が上昇しやすい。


毎日、日本酒で3合（ビールなら3本以上、ウィスキーはダブル3杯）飲んでいる人は、飲まない人より2〜3倍高血圧が多い。節酒すれば、2週間で血圧は下がってくる。

また、ニコチン（タバコ）は血管を収縮させ、脈拍を早め、血圧を上げる作用をする。さらに喫煙量が増えると、血液中の善玉コレステロール量が減り、悪玉コレステロールが増えて、血管壁に沈着する。血圧を高めるだけでなく、動脈硬化の進行を助長する。

運動不足は肥満の大もと。適度な運動は肥満防止だけでなく、血圧を下げる効果もある。筋肉の運動は、静脈の流れをスムーズにする。

初期は自覚症状がない人が多い。一時的に血圧が急上昇すると、頭重感・頭痛・めまい・肩こり・吐き気・手足のしびれ・顔面のほてり感などが出ることもある。なんとなく頭が重いとか、冷たい水で顔を洗ったときに頭がクラクラしたり、急に胸が痛くなったら高血圧を考えてみた方がよい。

また、腎臓や副腎が悪いと内臓の機能低下からくる「二次性高血圧」というものもある。

動脈硬化症（どうみゃくこうかしょう）

老化現象でも、顔のしわや白髪は直接生命に関わりはないが、動脈の老化は生命に関わるさまざまな病気を合併する。水道管の内側に鉄さびがつくように、血管にカスのようなものがたまり、進行していく病気。

男性は20才から動脈硬化が始まると言われている。女性は閉経までは動脈硬化は進まないと言われている。その理由は明確ではないが、女性ホルモンのエストロジェンは動脈硬化を予防し、女性ホルモンのテストステロンは動脈硬化を促進すると言われている。

動脈硬化を予防するためには、高血圧にならないこと。高血圧は高い圧が動脈の壁に絶えずかかるため、動脈の内膜が傷ついたり治ったりを繰り返すことにより、血液中の成分が内膜に染み込みやすくなり、おかゆ状のアテロームができやすくなる（粥状動脈硬化）。また、高血圧になって、細小動脈がけいれん収縮するため、細小動脈がこぶ状にふくらむ小動脈瘤ができる（細小動脈硬化）。

糖尿病が長く続くと、末梢神経障害と言われるしびれ、便秘や神経痛が出てくる。同時に血管の栄養代謝や収縮・各腸を行う自律神経の障害も現れ、動脈硬化が進行する。食事のカロリー制限により標準体重前後に保てば、コレステロールも正常になりやすい。

高脂血症も、動脈硬化を引き起こす最大の因子と言われている。コレステロール・中性脂肪が増加し血管の壁にそのカスがつく。

高尿酸血症も要注意。尿酸は、体内でタンパク質が分解される過程でできる成分で、この尿酸が血液中に増え、濃度が高くなった状態が高尿酸血症という。腎臓が悪いと起こるが、高脂血症も併発しやすい。血液中の尿酸が増えると、尿酸の結晶が動脈内壁にたまり、動脈の内側を傷つけ、動脈硬化の発生を促す。

コーヒーは、1日6杯以上飲み続けると、動脈硬化からくる狭心症や心筋梗塞の発生率が高くなると言われている。

アルコールは、日本酒で一合(ビール大瓶1本・ウィスキーダブル一杯)程度のアルコールは、動脈硬化を予防するHDLコレステロールの値を高めるが、多量の飲酒は中性脂肪を増やし、動脈硬化を進行させる。

第7章

タバコやストレス・運動不足も要注意。タイプA行動パターン（心筋梗塞の箇所参照）

胸部大動脈瘤（きょうぶだいどうみゃくりゅう）

動脈のある部分が、生理的な範囲を超えて瘤状に膨らんだ場合を動脈瘤というが、それが大動脈にできた病気。壮年期から老年期の男性に多い病気。破裂すると生命に関わる場合が多い。

動脈硬化、梅毒からなる場合も多かった。

サインは、しわがれ声、ものが飲み込みにくくなる。繰り返す喀血。

腹部大動脈瘤（ふくぶだいどうみゃくりゅう）

壮年期以降の特に男性に起きやすい。原因は動脈硬化。

サインは、へそのあたりを触ると、拍動する腫瘤ができ、特に痛みもなく何ともないのが普通。しかしこぶが大きくなってくると、腰痛が起こってくる。

腹部大動脈瘤は、横径が6センチ以上になると破裂する危険がある。

解離性大動脈瘤（かいりせいだいどうみゃくりゅう）

石原裕次郎さんがなった病気。高血圧の中高年男性は注意したほうがいい。患者は40才前後の年代では女性の約2倍、それ以降の年代では約3倍の男性がなっている。大動脈壁の内側の膜と外側の膜が分離されてしまい（解離）、そこに瘤ができる病気。発病と同時に、突然背中に激しい痛みが起きるため、心筋梗塞と間違いやすい。

肺気腫（はいきしゅ）

中高年の、特に男性が坂道や階段で息切れを感じ、心臓や胸の検査でも何も異常がなかった時は、肺気腫の可能性が高い。

肺は呼吸に伴って、ゴム風船のように膨らんだり、縮んだりしている。これを肺弾性という。その主役が左右の両肺合わせて約3億個ある肺胞という小さな薄い袋。心臓から送り出された血液が、肺胞を取り巻く毛細血管を流れる間に酸素と炭酸ガスを

第7章

交換する。肺胞の大きさは直径0・1～0・2ミリと小さいが、これが3億個集まって重要なガス交換を行っている。肺気腫は、多数の肺胞が破壊され、肺の弾性が弱まり、十分な呼吸が行えなくなる病気。

原因は不明だが、汚れた空気が良くないのは確実。また、長年の喫煙も原因と言われている。肺気腫の疑いがある場合は禁煙。

サインは、初期症状は息切れ。同年輩の人と比べ、駅の階段を一気に登れなくなり、息切れが激しくなる。

自然気胸（しぜんききょう）

健康な人の肺に、突然穴があき、肺が縮んでしまう病気。軽症は自然に治る。再発するケースもある。背が高く、痩せ型の男性に多い。

喫煙・汚れた空気。1970年代から急増中。大気汚染の進行とほぼ一致している。

サインは、突然、胸の痛みから始まる。息苦しさ。

慢性気管支炎（まんせいきかんしえん）

タンとセキが長期間にわたり続く気管支の病気を慢性気管支炎という。洗面時や朝食後に、何回かたんが出る人は注意。

健康な気管支の粘膜は、外から吸い込んだほこりや病原微生物を吸着し、粘液とともに咽頭の方へ送り出している。このような気道の防御機構が低下するのは、喫煙・大気汚染・職場内の刺激性ガス・粉塵のような要因が絡み合って起きる病気と考えられている。

サインは、タンとセキ。冬の早朝や、急に寒い戸外に出る時せきが出る。ドロっとしたタンと血痰。

第7章

気管支喘息（きかんしぜんそく）

喘息は「あえぎ（喘ぎ）苦しみながら息をする」という意味で、文字通り呼吸が苦しくなり、努力しなければ息を吸ったりできない状態を表した言葉。発作は、たいてい夜間に起こり、明け方におさまる。時には激しい発作が続き、命を落としかねない病気。

気管支ぜんそくは、紀元前400年ころのヒポクラテスの本にも記載され、わが国でも平安朝時代の本に記載されている。長い間、人間を苦しめてきた。

気管支ぜんそくの患者の約半数は10才以下で発病し、男児が女児の約2倍となっている。子供のぜんそくを「小児ぜんそく」という。成人になると男女比はほぼ同じ。結婚・妊娠・出産をきっかけに発病する女性が増えてきている。

特にアトピー体質（血のつながった家族の中にアレルギー体質の人がいて、遺伝しやすい）がなりやすい。

自律神経の失調も気管支ぜんそくになりやすい。自律神経は、いろいろな臓器や器官の働きを調整している。交感神経と副交感神経の2種類がある。交感神経は体の活動を活発にし、副交感神経は体を休ませるように働く。気管支も自律神経の支配を受けていて、交感神経の働きが活発になると気管支は拡張し、副交感神経が活発になると気管支は収縮する。この自律神経の働きが乱れるため、気管支が過敏になり、刺激を受けてぜんそく発作が起こるというのが、自律神経失調説。

消化性潰瘍（しょうかせいかいよう）
（胃潰瘍・十二指腸潰瘍／いかいよう・じゅうにしちょうかいよう）

胃や十二指腸の内側を覆っている粘膜の一部がただれて、壊死などの変化が起こり、粘膜がはがれて欠損ができる病気。

「消化性潰瘍」という名前は、胃から分泌される胃液が、胃や十二指腸の粘膜を消化してしまうために病気が起こると考えられているから名付けられた。症状は腹痛が主だが、胃潰瘍と十二指腸潰瘍は、食後、起こる時間が異なる。

消化性潰瘍は、胃や十二指腸の壁の粘膜を攻撃する胃液と、それを守ろうとする粘膜の、力のバランスが崩れたときに発症する。特にこのバランスを崩す要因にストレスがある。真面目で几帳面で、神経質な人がなりやすい。

人間の胃の中（酸性で胃液が分泌されている）でも増殖できる細菌が発見され、ヘリコバクター・ピロリと名付けられた。ピロリ菌は胃の中でアンモニアを作り出し、胃の粘膜を溶かし、炎症を起こし、それが胃潰瘍へ進むと考えられている。しかし、ピロリ菌に感染した人全てが胃炎を起こすわけではない。40才以上で日本人の約70％がピロリ菌に感染しているというデータがあるが、これらの人が全て胃の病気になっていると考えられてはいない。

タバコに含まれるニコチンは、胃壁の血管を収縮させ、血液の流れを阻害する。また、胃壁を溶かす胃液の分泌を促す。つまり、タバコは消化性潰瘍を発生させたり、潰瘍の治癒を遅らせる作用がある。

胃潰瘍は、食後20〜30分たって腹痛が起こることが多い。十二指腸潰瘍は、食後2〜3時間、あるいは空腹時に腹痛が起きやすい。

消化性潰瘍から出血すると、コールタールのような黒光りした便、いわゆるタール便が出ることがある。

食道静脈瘤（しょくどうじょうみゃくりゅう）

食道の静脈がこぶのように膨らんでくる病気。こぶが破けて大出血を起こし、出血性ショックで死亡するケースもある。食道静脈瘤の大部分は、肝硬変が原因で起こる。

サインは、ものを飲みこみにくくなる。おへそのまわりの静脈の拡張。

慢性胃炎（まんせいいえん）

胃の生活習慣病とも言われる。胃の粘膜に慢性の炎症が起こる病気。ピロリ菌が関係しているとも言われる。酒・タバコ・熱い食べ物も原因の一つ。胃癌や胃潰瘍などを伴う胃炎もある。

サインは、常に上腹部の不快感やもたれがあり、食後に腹痛や胸やけ、吐き気、嘔吐もみられる。また、食欲がなくなったり、全身のだるさを訴える人も多く、時には体重が減る。

第7章

胃酸過多症（いさんかたしょう）

胃液の酸度が異常に高すぎて起こり、無酸症はその逆で、ともに独立した疾患ではない。胃液分泌障害のこと。胃酸過多症は、慢性胃炎や消化性潰瘍に伴って起こることが多い。

サインは、胸やけ、ゲップ、酸っぱい液体が胃から口の中にこみあげる。（このような症状があると、胃酸過多症という）

無酸症（むさんしょう）

胃液に含まれる塩酸が非常に少ない病気。胃酸は、食べ物を消化するのに大きな役割を占めるため、無酸症になると、胃での消化ができないため、軽い下痢を起こしやすく、食後に胃が重く膨らんだ感じになり不快感を覚える。

慢性肝炎（まんせいかんえん）

おもにウィルスによる肝炎が6ヶ月以上にわたって症状が続くものを慢性肝炎という。ウィルス性肝炎だけでなく、アルコールや薬剤で起こることがある。肝臓は辛抱強い臓器と言われなかなか症状を現さないが、慢性肝炎から肝ガンへ移行することもあるので、油断できない病気。C型肝炎の患者さんを調べてみると、ウィルスの感染経路がはっきりしている人は約4割で、そのほとんどが輸血経験者である。

健康な献血者から発見されるC型肝炎ウィルス保持者の割合は、献血者全体の約1％と高率になっている。特に昭和一桁を最高に、昭和10年代、昭和20年代の順に多くなっている。20才以下はほとんどいない。だから健康でもウィルス保菌者が40代以上の人に多いので注意。

サインは、倦怠感・みぞおちのあたりの不快感・むかつき・嘔吐・食欲不振・体重減少など。毛細血管に異常をきたし、指の付け根や指先が赤くなったり、肩や胸などに放射状の毛細血管が浮き出したりする。

第7章

脂肪肝（しぼうかん）

肝臓の肝細胞の中に、脂肪が蓄積した状態。カロリーの過剰摂取・アルコールの過剰摂取・糖尿病・薬剤や薬物の中毒などが原因で起こる。脂肪肝は、よほどひどくならない限り肝臓病を思わせる症状が現れづらい。逆にひどくなって初めて、吐き気・嘔吐・黄疸が出る。

アルコール性肝障害（あるこーるせいかんしょうがい）

エチルアルコールを含む飲料を慢性的に大量に飲むことで起こる肝臓の病気。最初の段階は「脂肪肝」から進行した状態の「アルコール性肝炎」、最も進行した状態の「アルコール性肝硬変」に分けられる。治療するには、断酒が一番。

毎日、日本酒3合（ビール大瓶3本、ウィスキーダブル3杯）以上を5年間飲み続けると、ほとんどの人がアルコール性脂肪肝になる。脂肪肝は日本酒にして5〜6合を1週間飲み続けるだけでも起こる。

連日の飲酒で、肝臓が弱っている人が、さらに大量のお酒（連日、日本酒にして7合以上）を飲むと、アルコール性肝炎になる。これは肝臓の病気としてはかなり重症で、アルコール依存の状態になっている人が多い。

さらに飲み続けると、アルコール性肝障害の終末像と言える肝硬変になる。横山ヤスシさんはこれで亡くなった。

アルコール依存症に対しては内科でなく、アルコール依存専門の精神科の治療が必要。

女性は男性より、短期間、少量でアルコール性肝炎障害になりやすい。原因は分からないが、ホルモンの影響と考えられている。ウィルス性の肝炎の人が油断してお酒を飲むと、急激に肝臓病が悪化するおそれあり。

サインは、全身の倦怠感・おなかが張った感じ。さらに進むと発熱・著明な肝臓の腫大・黄だん・腹水が起こる。男性なのに女性のように乳房が膨らむ。

第7章

肝硬変（かんこうへん）

肝臓が硬くなり、表面の大小の隆起が出来て、でこぼこしてくる。もとのきれいな肝臓に戻ることはできない。

ウィルス性慢性肝炎・連日の大量飲酒の人は要注意。

サインは、いつもお腹が張っている・少し食べるとお腹がいっぱいになる。

貧血・鼻血・歯茎からの出血。肝細胞の機能が低下すると、出血傾向が始まる。

胆石症（たんせきしょう）

胆道に石（結石）ができる病気。胆道は、肝臓で作られた胆汁を十二指腸潰瘍へ運び出すための通路。肝内胆管と肝外胆管に分けられる。どの部分にできるかで現れる症状が違う。中には胆石があっても無症状の人もいる。胆石は2対1で女性に多い病気。

脂肪の取り過ぎ。コレステロールを多く含む食品を過食すると、胆石が発生しやすい。

低タンパクの食事でもなりやすい。

サインは、右肋骨の下あたりに突然激痛が起こり、痛みが右肩に届くのが特徴。過食、特に脂肪の多いものを過食して2〜4週間後くらいに突然起こる。また、精神的な緊張やストレスがきっかけとなる場合あり。

この痛みは、数時間以内に自然と収まるのが普通だか、もしそれ以上続くようなら、膵炎を合併したか、胆石以外の病気の場合もある。

あとがき

～あなたの生き様が体にあらわれる！～

最後まで、お読みいただきまして、ありがとうございます。

最後に、長寿の秘訣についてお話しさせていただきます。

長生きするには、食生活や生活習慣を改善することが必要ですが、一〇〇歳を越えた人がアイスクリームを毎日ボウル一杯食べていたり、毎晩ワインを飲んでいたり、脂っこい朝食をとっていたりします。

二〇一六年に一一六歳で死去したアメリカのスザンナ・マシャット・ジョーンズさんは、ベーコンが大好きでした。毎朝、ベーコンと卵とグリッツ（トウモロコシ粉のおかゆ）を食べていました。さらに、一日中、おやつ代わりにベーコンを食べていたと言います。

アメリカ人のエリザベス・サリバンさんは一〇四歳のときインタビューで長寿の秘訣を聞かれたとき「毎日ドクター・ペッパーを三缶飲んでいるので、ここ何年も医者にかかったことがない」と語っています。ドクター・ペッパーというのは、甘味料が大量に入ったコーラです。

「お医者さんたちは、口をそろえて、そんなことをしていたら死んでしまうと言っていましたが、でも、彼らのほうが先に亡くなって、私はこの通り元気です」とエリザベスさんは言っています。

こうなると、いったい、どれが本当の長寿の秘訣なのかわからなくなってしまいます。

ただ、一つだけ、長生きしている人たちに共通することがあります。

それは、死ぬまで働いているということです。働くといっても、いろんな形があります。畑仕事をしたり、ボランティアに参加したりしているのです。

「働く」とは「はたを楽にする」という意味にとらえることができます。自分のことは自分でする、さらには、周囲の人々を楽しませ、喜ばせることを心がける、それが「働く」ということではないでしょうか。

長寿宣言で有名な沖縄県大宜味村では、シニアたちが、元気に働いています。年をとったら引退ではなく「生涯現役」の気持ちでよく笑い、歌い踊り、友人と嬉しいことや楽しいことを共有する。何事にも明るく一生懸命に人生を楽しむ姿勢こそが「長寿の秘訣」のようです。

大宜味村老人クラブ連合会が建てた石碑に、こう刻まれています。

我々大宜味村老人は、
自然の恵みにその糧を求める、
伝統的食文化の中で長寿を全うし、
人生を謳歌している。
八〇（歳）はサラワラビ（童）、
九〇（歳）となって迎えに来たら、
一〇〇（歳）まで待てと追い返せ。
我らは老いてますます意気盛んなり、
老いては子に甘えるな。
長寿を誇るなら我が村に来たれ、
自然の恵みと長寿の秘訣を授けよう。
我が大宜味村老人はここに
長寿の村日本一を高々に宣言する。

生き様が体にあらわれます。私たちも、この心意気で生きていきたいものです。そうすれば、きっと健康に長生きできるでしょう。

本書を出版するにあたり、たくさんの方々にご尽力をいただきました。ここに感謝いたします。ありがとうございました。

そして、お読みいただいた読者のみなさまのご健康とご多幸を祈念して、筆を置きたいと思います。

★元気で長生きプロジェクト
出版社「カナリアコミュニケーションズ」内に設置したプロジェクトチーム。
本書を作成するために医療関係に詳しいライターや編集者などで結成。

自分で動ける喜び！
家族に迷惑をかけないで生活する方法

2018年4月20日〔初版第1刷発行〕

著　者　　元気で長生きプロジェクト
発行人　　佐々木　紀行
発行所　　株式会社カナリアコミュニケーションズ
〒141-0031　東京都品川区西五反田6-2-7
ウエストサイド五反田ビル3F
TEL　03-5436-9701　FAX　03-3491-9699
http://www.canaria-book.com

印刷所　　株式会社ダイトー
装　丁　　阿部照子（テルズオフィス）
ＤＴＰ　　株式会社高橋フミアキ事務所

ISBN 978-4-7782-0423-5　C0047